食品名	1月	2月	3月	4月	5月	6月	7月	8月	9月	10月	11月	12月	備考
いよかん	■	■											
いちご				■	■								ハウス物は12月～2月ころ最盛期。
なつみかん				■	■	■							
メロン					■	■	■						
びわ						■							
さくらんぼ						■							
すいか							■						
もも							■	■					
ぶどう								■	■				アなど小粒のものは7・8月。
なし									■	■			
くり									■	■			
かき										■	■		
りんご										■	■		
うんしゅうみかん	■										■	■	
あまえび	■	■	■										
しじみ	■	■											
わかさぎ		■	■										
ずわいがに											■	■	松葉がに，越前がになどのブランドがある。
はまぐり		■	■	■									
しらうお		■	■										
たい			■	■									
あさり			■	■									
にしん			■	■									
ほたるいか			■	■	■								
毛がに	■			■	■								季節により北海道各地を移動。
かつお					■	■			■	■			5・6月は脂肪が少ない初がつお。 9・10月は脂ののった戻りがつお。
あじ					■	■	■						
うに					■	■	■						
どじょう						■	■						
ほや						■	■						
あなご						■	■	■					
あゆ						■	■						
かわはぎ						■	■						
きす						■	■						
いわし						■	■	■					
はも						■	■			■			年2回。
うなぎ							■						天然物は冬。
かき	■	■	■	■									真牡蠣は冬，岩牡蠣は夏。
あわび							■	■					
さんま									■	■			
さけ									■	■	■		
さば										■	■		
いせえび										■	■	■	
さわら			■	■	■								回遊魚で関東は冬，瀬戸内海は春。
ひらめ	■	■									■	■	
ふぐ	■	■										■	
たら	■	■										■	
ぶり	■	■										■	
あんこう	■	■										■	
きんめだい	■	■										■	
いいだこ	■	■	■										冬から初春に卵持つ。

改訂 給食のための
基礎からの献立作成
大量調理の基本から評価まで

編　著　上地加容子・片山直美
共　著　石川英子・桑島千栄・島村知歩・玉井典子・成瀬祐子
　　　　福本恭子・松藤泰代・南　亜紀・山下三香子

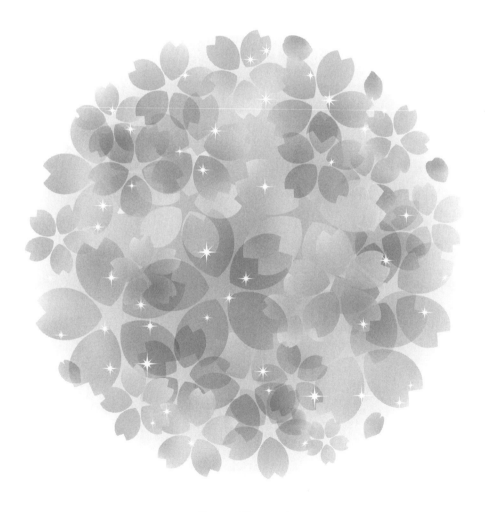

建帛社
KENPAKUSHA

はじめに

　給食実習を行うにあたり，学生の皆さんに「献立を立ててください」とお願いしてみると，うまく立てられない人が多く見受けられます。料理の食材名を書き出せなかったり，1人分の各材料の必要量を示すことができなかったり，あるいは様々なジャンルからの寄せ集めの献立となり，「カレーライス，みそ汁，ケーキ」，「チャーハン，焼き魚，サラダ，すまし汁」のように，てんでバラバラの多国籍料理となってしまうこともあります。一生懸命考えた献立が，計算上の栄養バランス的には大変良いにもかかわらず，実際の現場では利用できないような場合もあり，そんな献立作成を苦手とする学生の相談を実習の中で多く受けてきました。

　その理由を考えたとき，調理の経験や知識の少なさから，料理のレパートリーが少ないのでは？ということがまず思い浮かびました。実際，学生にヒアリングしてみると，「実家暮らしで調理をした経験が少ない」「中食や外食が多い」という人が多く，中には「包丁もまな板ももっていない」というような人もいるほどでした。

　また，少人数調理と大量調理の違いに苦心する人も多くいます。ゼリーが固まらない，プリンにすが入る，スチームコンベクションオーブンの使い方がわからない，塩やこしょうはどれだけ入れればいいのか，野菜から水が出て味が薄くなってしまうなど，家庭用の道具で作った試作ではおいしくできたのに，いざ大量調理器具で調理してみると，味も，形も，硬さも，出来上がった時の量もまるで予定と違ってしまうことも多く，「こんなはずではなかった」と反省会で涙する姿を見てきました。「大量調理は難しい」と，苦手意識をもってしまう学生も少なくないようです。

　こういった状況は，献立作成や大量調理の基本を知らずに立てた，大量調理に向かない献立を用いて，むりやり大量調理を行っていることが引き起こしているに他ならないのです。

　そのような学生たちには，調理学・調理学実習をはじめとする，これまで学んだ知識・技術の基本を活かし，理論立てて一歩一歩着実に献立作成の方法を覚えることで，大量調理に向いた献立を立てられるように指導する必要があるのですが，いざそのような教科書を探してみると，しっくりくるものが見つかりませんでした。ですから今回，経験や思いを共有する先生方が力を合わせ，それぞれの得意分野を受け持って，この教科書を作成するに至ったのです。

　著者となってくださった先生方とは事前に会議を行い，「何が問題なのか」「どのような時に失敗してしまうのか」「知っていることは何か，また知らないことは何か」「最低限必要な献立作成のための基礎は何か」「必ず教えておきたいことは何か」など，とにかく様々な過去の経験と意見を出し合って，まるでパズルを解くように，広い裾野から高くそびえたつピラミッドを組み立てるように，この本は作成されました。

　本書は，献立作成の土台となる知識の習得から実習へのつながりを見据え，全体の構成を基礎編と実践編の2部立てとしました。

　基礎編の第1章は「献立とは」として，給食献立の基本的な考え方と，必須となる大量調理の基本について説明させていただきました。第2章では「献立の立案」についての解説が続きます。献

立作成に必要な要素をどのような順序で組み立てる必要があるのかを理解していただきたかったからです。そして第3章の「献立の評価」へと続きます。献立は様々な要素が組み合わされて出来上がっているため，評価するにも様々な手法を用いる必要があります。献立の良し悪しについて評価を行い，より良いものにするための「目標達成における評価」を行うことは重要で，PDCAサイクルにおける「C：チェック」をしっかりと行うことによって，次回以降の献立の改善，そして最終的には大量調理の安定供給へとつなげることができるからです。

実践編では「病院」，「高齢者介護福祉施設」，「児童福祉施設」，「学校」，「事業所」の各施設における食を取り巻く状況や，栄養管理における留意点を述べた後に，具体的な献立例を提示しました。

基礎をしっかりと，一つ一つ順番に積み重ねるように学習すれば，献立作成は必ずできるようになります。そして献立作成が楽しく，面白いものであることがわかっていただけると思います。また，バランスの良い献立で作った料理は生活に潤いを与え，健康の維持・増進へつながることもわかっていただけると思います。

さらに，献立がしっかりと立てられるならば大量調理もおのずとスムーズに行うことができるようになります。献立がよければ，少ない人数で，短時間に，おいしく，見栄えの良い食事の作成が可能だからです。

「献立作成は難しくはない」，「大量調理は怖くない」，「必ずできる」ことを一緒に体験していただき，皆さんに自信をもって社会で活躍する栄養士・管理栄養士となっていただくことを心から願っております。そのためにこの教科書が少しでも皆様のお役に立てば幸いです。

さあ，一緒に楽しく「献立作成」を行い大量調理に挑戦しましょう。

2016年4月

編　者

改訂版の発行にあたり

2019年12月に「日本人の食事摂取基準（2020年版）」が厚生労働省から，2020年12月には「日本食品標準成分表2020年版（八訂）」が文部科学省から公表されました。

また，2016年の本書刊行より5年が経ち，管理栄養士・栄養士，給食に関連するその他のガイドライン等にも変更・改定がなされています。

それらの内容を反映させるとともに，より使いやすい教科書となるよう記述の見直しなどを行い，改訂版として刊行いたします。

これまで同様，本書をご活用いただければ幸甚です。

2021年3月

編　者

もくじ

第5章　高齢者介護福祉施設　84

第6章　児童福祉施設　94

第7章　学　　校　108

第8章　事 業 所　121

第1部

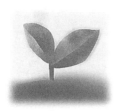

基礎編
~a primer~

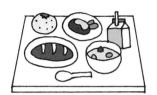

第1章
献立とは

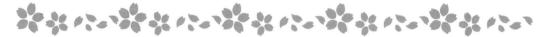

1 献立の意義と目的

1）献立の成り立ち

　一般にいう**献立**とは，目的に合わせて食卓に出す料理の種類や順序を書き示したものである。

　古くは平安時代の三献の儀（神前挙式で行われる儀式の一つである三三九度のこと）から発展し，室町時代には式三献の形式が確立されたとされる本膳料理や，酒宴の献立の内容を記録したものであった。記録としての献立は，平安時代の「類聚雑要抄」や，室町時代の「大（御）饗記」などに書き残されている。

　さらに，鎌倉時代から室町時代に武家の食事として取り入れられた**精進料理**（禅宗寺院で主に作られた）により，発酵食品（みそなど）や大豆製品（豆腐，湯葉，麩），種実類（ごまなど）を用いて多くの野菜や乾物を調理する料理を発展させた。

　我が国では古くから稲作文化が発達し，基本的な献立の形式は一汁△菜（主食である飯の他に，汁物1品と菜＝おかずの品数）のように表され，飯以外の料理の数を表すことが多い。米食を中心とするこのような献立は鎌倉時代から始まったとされる。

　近年では，献立に世界各国の**食文化**が取り込まれ，和食，中華，洋食などから選択し，それぞれに規定されているスタイル・様式・流れに沿って組み立てることが行われている。また，宗教などによって**禁忌**とされる食材（表1－1）があるなど，多様な要望に応えるためにはより広い知識が必要とされる。さらには，地域で生産された食材を同じ地域で消費することによって，地域活性化や食文化の維持・継承につながるとされる**地産地消**を推奨したり，環境保護の観点から**フードマイレージ**（食材の輸送量と輸送距離を元に食料の輸送による環境負荷を計る指標）の低減を考慮にいれる取り組みも行われるなど，文化や宗教，政治，経済といった後天的な環境の影響も受けている。

2）給食における献立

　一方で，本書で取り扱う給食の献立は，喫食者の給与栄養目標量や食品構成などに基づいて主食，主菜，副菜などの料理を組み合わせたものをいう。近年の日常食の献立作成は，健康の維持・増進に役立つように行うことが望ましいとされており，**健康増進法**および**健康増進法施行規則**が規定する**特定給食施設**においては，栄養管理の基準が法的に定められている。栄養管理基準に関する厚生労働省の通知「特定給食施設における栄養管理に関する指導・支援等について」（令和2年3月31日　健健発0331第2号）では，身体の状況，栄養状態等の把握，食事の提供，品質管理および評価

表1−1 食に関する禁忌

	禁忌食品	解　説
ユダヤ教	豚，馬，らくだ，うさぎ，血液，いか，たこ，えび，かに，うなぎ，あなご，なまず，たちうお，貝類，宗教上の適切な処理が施されていない肉，乳製品と肉料理の組み合わせなど	イスラエルや米国を中心に，およそ1,400万人の信者がいる。 旧約聖書のレビ記に基づく食事規程（カシュルート）が存在し，食べてよいものといけないものが厳格に区別されている。食べてよいものは「コーシェル」と呼ばれる。認証機関があり，認められた食品や飲食店にはコーシェルマークを掲示できる。 下記の物は食べることを禁じられている。 ①割れた蹄がなく，反芻しない動物（豚，馬，らくだなど） ②ヒレと鱗のない水棲生物（うなぎ，くじら，いか，たこ，甲殻類，貝類など） ③猛禽類や死肉を食べる鳥（わし，たか，かもめ，だちょうなど） ④イナゴやバッタ以外の昆虫 ⑤規定に則った方法で収穫されていないぶどう，およびそのぶどうを利用した製品 また，肉と乳製品を同時に摂取することを禁じている。どちらかを摂取したときは，数時間から6時間程度の間をおく必要があり，調理器具，シンク，食器，布巾なども肉用と乳製品用で分けることを求められる。
イスラム教	豚，アルコール，血液，宗教上の適切な処理が施されていない肉，甲殻類，かえる，いか，たこ，貝類など	中東，アフリカ，アジアを中心に，およそ16億人の信者がいるとされ，現在急激に増えている。将来は世界のおよそ1/3の人がイスラム教徒になるといわれてる。 イスラム教の法令によって，食べてよいもの（ハラル）といけないもの（ハラム）を分けており，どのような食べ物がハラルに該当するかを細かく定めている。また，ハラル性を審査する認証機関が存在し，認められた食品や飲食店はハラル認証マークを掲示することができる。 ハラムの代表的な食品は，豚肉とアルコールで，アルコールは飲用だけでなく調理に使うこともできない。また，鶏や牛，羊などであっても，エサ，飼育方法，屠畜方法によってはハラムとなる。遺伝子組換え食品もハラムである。 魚介類は基本的にハラルであるが，陸上，水中両方で生活するかに，えび，かえるなどはハラムである。野菜類やきのこ類は，毒性のあるものを除き基本的にハラルとされている。
ヒンドゥー教	肉全般（特に牛），魚介類全般，卵，生もの	インドとネパールを中心に10億人の信者がいる。 牛を神聖な動物としており，牛肉を食べることは禁忌である。 出身カーストによって異なる食事ルールをもち，高いカースト出身者ほど肉食を避ける傾向にある。人によっては一切の肉，魚，卵，アルコールを摂取しない。 肉食をする人もいるが，その場合にも食べる対象は鶏肉，羊肉，やぎ肉とされる。インド国内にはイスラム教徒も多いことから，街中で豚肉を見かけることはほとんどない。 菜食主義を実践する人も含め，全体的に乳製品の消費が多い。
ジャイナ教	肉全般，魚介類全般，卵，根菜・球根類などの地中の野菜類，はちみつ	インドにおよそ450万人の信者がいる。商業関係の仕事につく人が多く，海外で活躍しているビジネスマンも多数いる。 殺生を徹底して禁じており，肉，魚介類，卵を食べるのを禁じている。また，野菜のうち根菜類は，掘り起こす際に土中の生物を殺してしまう可能性があるという理由で食べない。 ヒンドゥー教と同様，乳製品は多く消費する。
仏教	肉全般，牛肉，五葷（ごくん：にんにく，にら，らっきょう，たまねぎ，あさつき）	東アジア，東南アジア，中央アジアを中心に5億人の信者がいるが，食に関する禁止事項がみられるのは，一部の僧侶と厳格な信者に限定され，それは特に東アジアや中央アジアなど，大乗仏教が広まっている地域に多くみられる。
キリスト教	肉全般，アルコール，コーヒー，紅茶，お茶	世界中に約22億人の信者がおり，すべての宗教の中で最も多い。 基本的に食に関する禁止事項はほとんどない。少数派ではあるが，一部の分派では食を含めた様々な禁止事項を定めている。
宗教以外	霊長類，血液，馬，犬，猫，ねずみ，昆虫類，くじら，いるか，たこ，いか，毒のある生物（ふぐなど），生肉など	宗教上の禁忌以外に，文化上，法律上食べることが禁じられていたり，倫理上の問題や心理的な背徳感から食べることができないもの，食材と考えられていないから食べないものなどがある。また，健康に害を与える可能性から禁忌とされるものもある。

について「（1）利用者の性，年齢，身体の状況，食事の摂取状況及び生活状況等を定期的に把握すること。（2）（1）で把握した情報に基づき給与栄養量の目標を設定し，食事の提供に関する計画を作成すること。」とされている。そうした基準を満たすため，それぞれの施設における**給食実施計画**に基づいて**栄養計画・食事計画**を立案し，それを踏まえて作られた**献立計画**に従って喫食者の特性に応じた食事の提供，および評価を行うことが必要となる。

また，給食を媒体とした**栄養教育**についても考慮する必要がある。給食は毎日提供され，実際に食べるという活動が伴っていることから，**生きた教材**としての側面もあわせもつ。喫食者がより望ましい食習慣を身につけ，健康的な生活を送るためという狭義の栄養教育にとどまらず，食文化や食料生産システムなどをとおして，心の豊かさや食料・環境問題など食生活全体をとらえた教育を行うことができる。

3）給食施設での献立作成がもつ様々な側面

給食施設では，利用者に対する**栄養アセスメント**を行って対象集団の特性を理解し，個人の状況に配慮した**給与栄養目標量**を算定，**食品構成**を設定するというプロセスを踏み，それらをもとに献立の作成が行われる。

こうして作成された給食献立は，給与栄養目標量を具体的な給食の形に変えた品質基準の一つと考えることができる。品質をいつも一定にするためには，献立の栄養量と作成した食事の栄養量をできる限り一致させる必要がある。そのためには綿密な食事計画が必要であり，調理に従事する調理員との食事作成のための十分な話し合いも必要となる。

一方で，給食施設における献立作成には商品開発という側面もあり，いつ（when），どこで（where），誰が（who），誰に（whom），何を（what），いくらで（how much），どのように（how）提供するのかという**5W2H**を決め，そのコンセプトの下での献立作成が必要となる。食材と調理法を組み合わせ，味，量，盛り付けなどを工夫することにより1食ごとに喫食者の欲求を満たすこと，マンネリ化が起こらないようにして顧客離れを防ぐこと，食材費，販売価格，作業量などのコストを考慮することなどが要求される。

また，1994（平成6）年には国際的なトレンドに乗って，日本でも**製造物責任法（PL法）**が制定され，製品の欠陥によって被害が生じれば，過失の有無に関係なく原則として製造業者側が被害者に対する賠償責任を負うことになった。そのため，献立においても，**HACCPシステム**の概念を導入した厚生労働省の**大量調理施設衛生管理マニュアル**（1997年）を遵守し，安全で安心な食事を提供するための調理工程計画における**重要管理点**（CCP：critical control point）を押さえた献立作成が求められている。環境にも喫食者にも配慮した食事提供を目指して，微生物管理の徹底，食中毒や異物混入などを起こさない安全に対する取り組みが必要である。

このように，給食の献立には様々な側面，目的があり，大前提として安心・安全なものであることはいうまでもないが，その上で諸々の要素のバランスを高次元で取ることが求められている。他職種にはない専門性が必要な栄養士・管理栄養士の業務の中枢であり，給食施設における業務として**栄養士法**，健康増進法においても規定されている。

2 献立作成の基本要素

1）献立作成の考え方

（1）献立とは

献立とは，1回の食事で提供する料理の種類やその組み合わせを示したものである。一般的に**献立表***とは，料理名，食品名を示したもので，給食における献立表は，栄養計画，食事計画をもとに作成することになる。**予定献立表**とは，一定期間（1週間，1ヶ月など）の計画段階の献立表である。あらかじめ利用者に献立を知らせる手段として，料理名，食品名を記載した予定献立表を印刷して配布する場合や，給食施設内で掲示をする場合がある。調理場内で用いる予定献立表は，料理名，食品名以外に，**作業指示書**としての役割を兼ね備えることから，使用量，調味パーセント，調理上の注意事項，衛生上の重要管理点（CCP）なども記入する。その他，予定献立表を元に**発注計画**を作成したり，栄養教育の媒体としての役割をもつなど給食にとって重要な書類であることから，施設管理者の承認を得ることが必要である。**実施献立表**とは，予定献立表に基づいて給食を実施した際に生じた変更や追加を記入した献立表である。追加，訂正などは赤字で記入し，栄養量の変更も行っておくことで記録書となり，**栄養出納表**などの資料となる。

> *献立表を，「メニュー」や「レシピ」などと呼ぶことがある。メニューは主に料理名だけを示したもので，レシピは料理名，食品名，使用量，調味パーセント，調理上の注意事項，衛生上の重要管理点（CCP）などを記入して，作業指示書としての役割も兼ねる。

（2）献立作成の手順

献立作成の手順を図1－1に示した。まず，給食利用者の給与栄養目標量を設定するために，**栄養アセスメント**を行う。それぞれの施設において，適切な給食を提供するために必要なアセスメント項目は異なるが，どの施設にも共通する身体状況の必要項目は，性別，年齢，身体活動レベル，身長，体重，BMI（体格指数，body mass index：体重（kg）÷身長（m)^2）である。体重は，エネルギーの摂取量と消費量が等しい場合には増減がみられないことから，エネルギー摂取のバランスの指標として用いることができる。可能であれば上記以外に，血液生化学データ，血圧，疾患の有無などの情報の収集も行う。また，食事回数，食事時間，食事内容，食習慣，食嗜好などを調査し，個人の習慣的な食事摂取量の把握を行い，エネルギー・栄養素摂取量の評価を行う。食事の把握は，口から摂取するものすべてが対象となる。

次に，各個人の栄養アセスメントの結果に基づき，各施設の集団の特性を十分に把握した上で，**日本人の食事摂取基準**などから**給与栄養目標量**の設定を行う。その場合，大量調理施設において個々人すべてに望ましい栄養量を提供するのは難しく，一度に複数人に対応しなければならないことから，目指したい栄養素等摂取量の範囲を考慮した上で，複数の給与栄養目標量を設定する場合がある。また，食事の種類，食事形態，配食方法等を考慮した**食事計画**を立て，献立の目標や給与栄養目標量に基づいた食品構成表を作成し，**献立作成**を行う。その際には，行事や季節に配慮して一定期間（年間，月間，週間）ごとに作成することが多い。献立作成は給食の設計ともいうべきもので，作成された予定献立表に基づいて食品の調達，調理が行われる。その後，献立の改善に役立

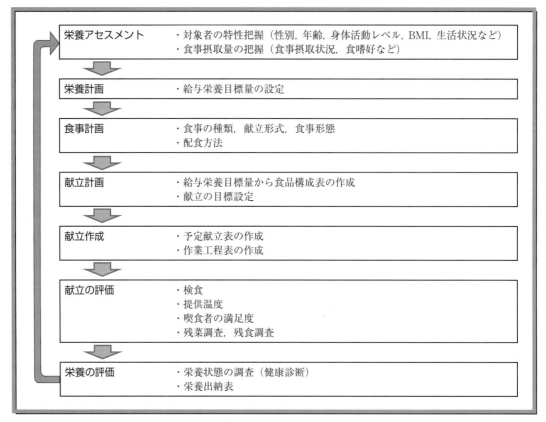

図1-1　献立作成の手順

てるために，作業工程上の問題はなかったか，食事の量や味は喫食者にとって満足のいくもので
あったか，エネルギーや栄養素摂取量の提供が計画通り行われ，適切な栄養量の設定であったのか
などの**品質評価**を行う。食事摂取基準では望ましい摂取範囲があると考えられ，栄養素等摂取の評
価を行う際には充足率を用いない。さらに，栄養アセスメント項目に基づき再評価を行う。一定期
間ごとに提供した給食の目標達成度の評価を行い，フィードバックし，栄養・食事計画の見直しを
図る。献立作成も **PDCA サイクル**（「PDCA」は p.56を参照）に沿って行うことが重要である。

（3）献立の種類

　給食献立には，定食方式，カフェテリア方式，予約方式などの種類がある。

定食方式

　　・単一献立方式：1種類の定食献立である。業務の効率は良いが，喫食者に選択の余地がない。
　　・複数献立方式：2種類以上の献立が用意され，喫食者が選択することができる。

カフェテリア方式

　何種類かの主食・主菜・副菜・汁物・デザートなどを盛り付けた状態でカウンターやショーケー
スに並べて，喫食者が選択する方法である。喫食者が栄養バランスを考えて選択できるように，喫
食者への栄養教育が必要である。

　　・定量方式：各食器に盛り付けられた料理を喫食者が選択する。

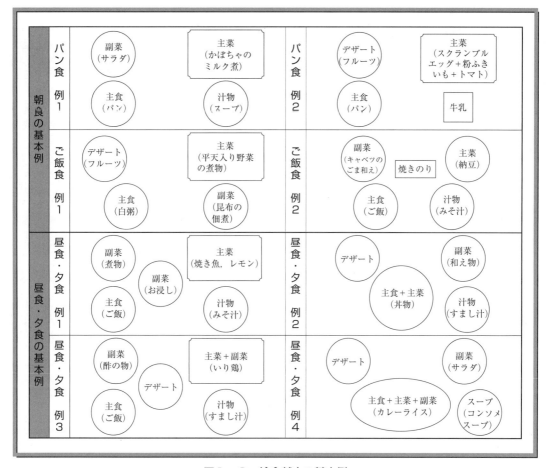

図1-2　給食献立の基本例

・自由選択方式（バイキング方式）：自分の好きな料理を好みの量だけ選ぶことができる。

予約方式（リザーブ方式）

食べたい献立を事前に選んでもらう方式である。病院の特別メニューは，特別料金で患者があらかじめメニューを選択できる。

2）献立作成の基本

（1）献立の基本

給食の献立は，主食と**一汁三菜**を基本とするが，そこにデザートを入れることもある。一汁三菜とは，汁物，主菜，副菜2品のことで，その組み合わせや内容を工夫することで，変化のある献立にすることができる。給食献立の基本例を図1-2に，調理法別の料理例を表1-2に示す。

主食：ご飯，パン，めんなどの穀類を主な材料とした料理で，炭水化物を多く含みエネルギーを供給する。

主菜：肉類，魚類，卵類，大豆類を主な材料とした料理で，たんぱく質や脂質を多く含む。

副菜：野菜類，海藻類などを主な材料とした料理で，ビタミン，鉄，カルシウム，食物繊維などを多く含む。

表1－2　調理法別の料理例

	和　　食	洋　　食	中　　華
主　食（米）	白飯，粥，雑炊，おにぎり，赤飯，五目飯，わかめご飯，たけのこご飯，豆ご飯，くりご飯，きのこご飯，いもご飯，鶏ご飯，かやくご飯，親子丼，三食丼，牛丼，他人丼，木の葉丼，うな丼，かつ丼，天丼，海鮮丼，チキン南蛮丼，ちらし寿司，押し寿司，いなり寿司，細巻，柿の葉寿司	カレーライス（ビーフ，ポーク，チキン，シーフード，ドライカレー），ハヤシライス，パエリア，ピラフ，チキンライス	中華粥，チャーハン，中華丼，天津飯，中華おこわ，ちまき
汁　物	すまし汁，若竹汁，そうめんのすまし汁，あさりの潮汁，たいの潮汁，はまぐりの潮汁，みそ汁，豚汁，けんちん汁，きのこ汁，沢煮椀，吉野汁，だご汁，こづゆ，粕汁，さつま汁，雑煮，アーサ汁，冷汁，せんべい汁，いわしのつみれ汁，かきたま汁	コンソメスープ，ポトフ，ミネストローネ，ポタージュ（かぼちゃ，ポテト，コーン，ほうれんそう），スープカレー，ビシソワーズ	黄花湯（卵のスープ），中華コーンスープ，春雨スープ，肉団子と野菜のスープ，ワンタンスープ
焼き物	焼き魚，魚の照り焼き，魚の幽庵焼き，魚の西京焼き，包み焼，だし巻卵，千草焼き，豆腐の田楽，松風焼き	魚のムニエル，魚のマヨネーズ焼き，ハンバーグステーキ，チキンステーキ，ポークチャップ，ポークジンジャー，ピカタ，グラタン，目玉焼き，ハムエッグ，オムレツ，ピーマンの肉詰め焼き	焼き餃子，芙蓉蟹（かに玉），焼き豚
揚げ物	天ぷら，かき揚げ，磯部揚げ，竜田揚げ，南蛮漬け，揚げなす	トンカツ，コロッケ，カレーコロッケ，クリームコロッケ，かきフライ，えびフライ，フライドポテト，なすのはさみ揚げ	鶏のから揚げ，肉団子，春巻
炒め物	きんぴらごぼう	ジャーマンポテト，野菜のソテー	青椒肉絲，八宝菜，酢豚，回鍋肉，えびのチリソース炒め，麻婆豆腐，いかの炒め物
煮　物	煮魚，さばのみそ煮，魚のおろし煮，すき焼き風煮，肉じゃが，筑前煮，五目豆，かぼちゃの含め煮，かぼちゃのそぼろ煮，切干しだいこんの煮物，たけのこのかつお煮，たけのこの木の芽和え，ひじきのいり煮，おでん	ビーフシチュー，クリームシチュー，鶏のクリーム煮，鶏のトマト煮，ポトフ，じゃがいもの重ね煮，ラタトゥイユ，ロールキャベツ，にんじんのグラッセ	肉団子の中華煮，はくさいのクリーム煮
蒸し物	茶碗蒸し，小田巻き蒸し，空也蒸し，かぶら蒸し，卵豆腐	さけのポシェ，温野菜	シュウマイ，棒棒鶏
茹で物和え物酢の物	青菜のお浸し，煮浸し，ごま和え，きゅうりとわかめの酢の物，なます，もずく酢，キャベツのおかか和え，こんにゃくのまさご和え，いかとわけぎのぬた，しゅんぎくのからしじょうゆ和え	野菜のマリネ	涼拌茄子，涼拌三絲
サラダ漬物	甘酢漬け，即席漬け，だいこんの柚香漬け，れんこんの甘酢漬け，しば漬け，梅干し，たくあん漬け，野沢菜漬け，昆布の佃煮	海藻サラダ，温野菜のサラダ，ポテトサラダ，マカロニサラダ，ごぼうのサラダ，マセドアンサラダ，シーザーサラダ，グリーンサラダ，だいこんサラダ，ピクルス	春雨サラダ，ナムル，中華風きゅうりの甘酢漬け
デザート	いもようかん，水ようかん，わらびもち，ぜんざい	カスタードプディング，コンポート，ブラマンジェ，フルーツゼリー，コーヒーゼリー，ワインゼリー，ホットケーキ	中華風蒸しカステラ，大学いも，奶豆腐，杏仁豆腐

表1－3　予定献立表作成時に考慮する条件

栄養	対象者の特性の把握	年齢，性別，身体特性，身体活動レベル，疾病の有無，咀嚼の状態など
	給与栄養目標量を求める	日差は±10%以下に，一定期間の平均値が給与栄養目標量になるようにする
	食品群別加重平均成分表の作成	
	食品構成表の作成	食品群別の使用量の平均値が食品構成に合うようにする
	献立作成の期間やサイクル	1週間，1ヶ月，1旬間，1年間
料理	提供する料理の種類	普通食，治療食，選択メニュー，特別メニューなど
	行事食，郷土料理の頻度	
	喫食者の嗜好	
作業・実務	予算内に収める	表2－10（p.44）参照
	調理従事者の人数や調理技術	労働生産性〔生産量÷労働時間数（調理員数）〕
	調理システム	クックサーブ，クックチル，クックフリーズ，真空調理
	作業工程	調理設備（調理機器，器具）が重ならないようにする
	調理の時間配分	適時適温給食ができるように，食事提供時間までの調理の時間配分を考える
	提供（配膳・配食*）	配膳（病棟配膳方式，中央配膳方式） 配食（フルサービス，セルフサービス，ハーフセルフサービス）

＊配膳とは食器に盛り付ける作業のことであり，配食とは盛り付けた料理を喫食者に渡す作業のことである。

（2）予定献立表の作成条件

　献立の目標や給与栄養目標量に基づいて作成した食品構成表にそって予定献立を立てるが，そのとき，表1－3に示す作成条件を考慮して行う。

　その他，献立を立て，献立表を作成する際には表1－4に示す点を注意するとよい。

🍳 3　大量調理の基本

　大量調理には，家庭などにおける少量の調理と異なる点が多くある。ここでは，給食の献立作成に活かせるよう，大量調理全般に必要な基本的知識と，主食，汁物，焼き物などの各種調理に関する知識を学ぶ。

1）大量調理の流れ

　大量調理の目的は，食事計画に基づいた献立を限られた調理時間，人員，施設・設備を使用して，衛生的に安全で，おいしく，喫食者が満足する給食を提供することである。大量調理では，ひとつの献立に使用する食品の量が多く，家庭での調理に比べて調理時間が長くなる。また，同一施設内でも調理終了後から喫食までの時間に差がみられることがあり，品質の変化や衛生面への対応が重要となる。そのため，各施設で料理の品質基準を設定し，調理設備や機器，調理員数などに応じて，調理工程，調理時間の標準化が必要となる。

　給食施設内における大量調理の業務は，食材発注 → 納品 → 検収 → 下処理 → 調理 → 配食 → 下膳 → 洗浄の流れとなる。納品された食品は検収室で検収を行い，下処理で食品についている泥やほこりなどを取り除いて切裁した後に，パススルー冷蔵庫や戸棚から調理室に移動する。その後，調理室で調理を行い，喫食者へ提供する。喫食後には下膳された食器などの洗浄を行う。

表1－4　献立作成時の注意点

献立を立てる時	調理様式（和食,洋食,中華）の重複を避ける。（和食は1日に2回でもよいが,その場合は朝食と夕食にする。）
	できる限り同じ料理や食品が重ならないように工夫する。一食の中で,調理方法（焼く,揚げる,煮る,蒸す,炒めるなど）が重複しないようにする。季節感,価格などにも配慮する。
	保温・保冷配膳車を使用している場合は,保温・保冷のどちらか一方の献立に偏らないようにする。
	大量調理に向かない献立は,避ける。（例）オムライス,フカヒレスープなど
	夏には,食中毒の危険性がある献立を避ける。（例）おからのいり煮,いり豆腐など
	朝食は,調理作業人員が最も少ないので,調理作業時間が短い献立にする。
	献立別に,全体重量や食塩相当量が適切な量になっているか確認する。（表1－5）
献立表を作成する時	献立名はわかりやすい名前にし,付け合わせの献立名も入れる。（例）わかめと豆腐のみそ汁,グラッセ
	献立の記入の順序は施設によって異なるが,一般的に,主食,主菜,副菜1～2品,汁物,デザート,飲み物の順に記載する。
	食品名の表記は日本食品標準成分表に準じ,料理ごとに料理手順に従って記入するが,重量の多い順に記載する。その際に,別に調理する食品や下味をつける食品は,括弧でくくる。
	肉類,魚介類は,種類や部位を記入する。貝類は,殻の有無を書く。なお,牛,豚,鶏肉の部位,エネルギー,脂質の量を表1－6に示した。
	食品の使用量は,重量（g）で書くことが基本で,必要に応じて目安量を入れる。（例）食パン60g（6枚切り1枚）
	だし汁に使用する食材（かつお節,昆布など）は,名前を記入する。栄養量は,だし類（"かつおだし"など）で計算し,食材料費には,かつお節などの費用を計算に含める。
	調理に必要な水分の量を記載し,パーセント（％）を併記する。
	揚げ物,炒め物等の吸油率を必ず記入する。（例）揚げ物10％,炒め物4％
	調味料は,量が少なくても少々や適宜とは書かず,重量（g）を明記する。必要に応じて,調味パーセント（％）*を併記する。
	ドレッシングは,種類も記入する。（例）フレンチドレッシング,中華ドレッシング
	しょうゆは,うすくちしょうゆ,こいくちしょうゆなどの種類を明記する。
	豆腐は,木綿豆腐,絹豆腐を明記する。
	ハムは,ロースハム,プレスハムなどの種類を明記する。
	乾燥食品,冷凍食品,加工食品は,食品名の前に（乾）や（冷）,（加）と記入する。（例）（乾）わかめ
	ごまは,白ごま,黒ごまを明記する。
	パンは,パンの種類を明記する。食パンの場合は,ジャムやマーガリンなども忘れず明記する。
	ヨーグルトは無糖,加糖を明記する。
	めん類は生,乾,ゆでを明記する。

＊食材の重量に対する調味料の割合。p.13に詳述する。

下処理室では,食中毒菌などに汚染されている可能性の高い食品（魚介類,肉類,卵類など）を扱う作業と,その他の汚染されていない食品を扱う作業は,相互汚染のないように,シンクや調理台,調理器具などを区別して使用する。調理室では,食材を安全に提供するために原則として加熱を行うが,野菜や果物を生食する場合は,**次亜塩素酸ナトリウム**（200mg/Lの溶液）などで5分間殺菌を行った後,十分な流水ですすぎ洗いを行う。また,食中毒予防の観点から,献立ごとの調理作業の担当者・手順・時間を示した**作業工程表**や食品の動きを示す**作業動線図**を作成し,出来上がった給食を30分以内に提供できない場合には10℃以下,または65℃以上（料理による）で保存し,最

表1-5　調理別の重量および食塩相当量の目安

調理法		材料の重量	食塩相当量の目安
汁物	だし	130～150 g	1 g以下
	具	10～50 g	汁に対して0.4～.07%
主菜	切り身	60～80 g ＋付け合わせ	材料に対して0.5%
	炒め物，煮物	150～200 g	材料に対して0.7～1%
副菜	かさが減らない材料 （きんぴらごぼう，いんげんのごま和えなど）	30～60 g	1 g未満
	かさが減らない材料 （かぼちゃ，さといもの煮物など）	70～100 g	
	かさが減る材料 （青菜のお浸しなど）	60～100 g	
デザート	寄せ物	60～100 g	

表1-6　肉の部位とエネルギー，脂質量

牛肉	エネルギー (kcal)	脂質 (g)	豚肉	エネルギー (kcal)	脂質 (g)	鶏肉	エネルギー (kcal)	脂質 (g)
ばら	381	39.4	ベーコン	400	39.1	手羽	189	14.3
リブロース	380	37.1	ばら	366	35.4	もも	190	14.2
サーロイン	313	27.9	ウインナー	319	30.6	むね	133	5.9
かたロース	295	26.4	ロース	248	19.2	ひき肉	171	12.0
かた	231	19.8	かたロース	237	19.2	ささ身	98	0.8
ひき肉	251	21.1	ひき肉	209	17.2			
もも	196	13.3	かた	201	14.6			
ヒレ	177	11.2	もも	171	10.2			

出典）日本食品標準成分表2020年版（八訂），文部科学省，2020

終的には調理終了後から2時間以内に提供する。

（1）作業工程表

　作業工程表の作成にあたっては**二次汚染の防止**を意識し，①下処理と調理室の区分（汚染作業区域と非汚染作業区域），②献立名，③調理時間，④担当者，⑤衛生管理点（手洗い，使い捨て手袋着用，中心温度計測など），⑥危険リスクが高い食品の区別を明確にする必要がある。例えば，調理室での作業では，汚染度の高い食品と汚染させたくない食品（非加熱用食品，和え物など）は，二次汚染を防ぐため掛け持ち作業とならないようにし，別の作業員が担当する。調理時間では，喫食時刻から逆算して作業開始時刻を決めることで，調理時間の短縮を図り，最短時間で食事提供を行う。衛生管理点では，使い捨て手袋着用や中心温度の測定のタイミングを記入しておくことで作業員が互いに意識し，衛生管理上必要な作業のミス防止につながる。

　作業工程表の例を図1-3に示す。

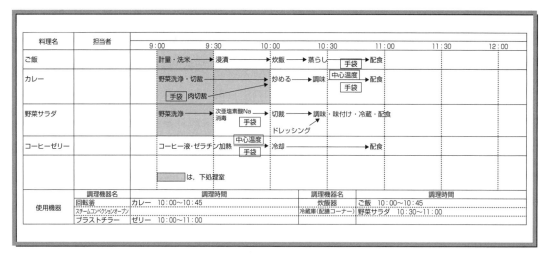

図1-3　作業工程表の例

（2）作業動線図

　食中毒菌の相互汚染が起こらないように，食品の動きを示すものである。どこで作業動線の交差が起きるのかが明確になり，二次汚染を防ぐことができる。作業動線は，交差や後戻りがなく，一方向で短い方が良いとされている。作業動線図の作成に当たっては，献立名と食品名，食品の搬入口，食品の保管場所，**汚染作業区域**と**非汚染作業区域**の区分，調理機器，汚染作業区域から非汚染作業区域への食品の受け渡し，調理済食品の保管場所を明確に記載する。動線に交差が生じる場合は，作業工程で時間差をつけて同一時間にならないようにするか，どうしても避けられない場合は献立の変更を検討する。

作業動線図作成のポイント

　　・線は食品の動線を示す。同一献立に使用する野菜類などは，1本の動線でまとめると見やすい。

　　・二次汚染の可能性がある食品（魚，肉，卵など）は太い線で示し，他の食品と交差する場合に注意を促す。

　　・調理中の食品の動線は点線で示し，出来上がった料理の動線は1本の実線で示すなどのルールを決めておく。

　作業動線図の例を図1-4に示す。

2）大量調理の基本知識

（1）発注計画

　発注とは，材料購入のため業者に注文をすることである。生鮮食品は，毎回発注を行うか，一定期間分をまとめて発注するが，納品は原則として前日納品または当日納品とする。米や乾物等の常備食品は，1回に使用する最小限度量を下回らないように，定期的に在庫量の確認（棚卸）を行い，発注量は，在庫量の最大限度量を満たす量を発注する。発注は伝達ミスが起きないように電子メール・ファクシミリ等を用い，発注控えを作成しておく。

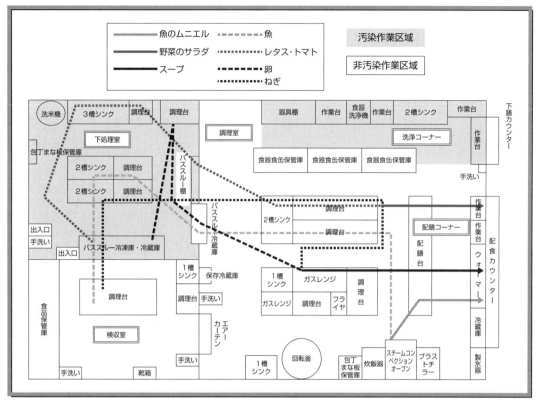

図1-4 作業動線図の例

発注計算

発注量は，各施設の廃棄率を考慮し，以下の計算式から算出する。

計算方法

・総使用量＝純使用量÷可食率*（％）×100　　　*可食率 ＝（100－廃棄率）

・総使用量＝純使用量×発注係数（倉出し係数）

（例）だいこん1人分の純使用量が50 gの場合の100人分の発注量を求めてみよう。

　50 g÷（100－10）×100人分×100＝5,555.55 g≒5.6kg

発注計算のポイント

業者への発注量は，計算式で求めた総使用量の数字を10 g，100 g，1 kg単位に丸めた数字を用いる。

（例）じゃがいもの発注量が2,350 gの場合は，2,400 g（2.4kg）

発注係数（倉出し係数）は，（1÷可食率）×100で計算しておき，表にまとめておくと便利である（表1-7）。

（2）調味パーセント

食材の重量に対する調味料の割合を**調味パーセント**という。調味パーセントを用いることで，調理担当者の変更や食数の変更があっても，味の標準化を図ることができる。一般に，大量調理は少

表1－7　食品の廃棄率と倉出し係数の例

廃棄率	可食率	倉出し係数	魚介類	野菜・果物類
5%	95%	1.05	メルルーサ	
6%	94%	1.06		たまねぎ
10%	90%	1.11		西洋かぼちゃ，ごぼう，ししとうがらし，だいこん，なす，ほうれんそう
15%	85%	1.18	ブラックタイガー，まだこ	オクラ，かぶ，キャベツ，みずな，こまつな，ピーマン，りんご
20%	80%	1.25		土しょうが，れんこん，うんしゅうみかん
25%	75%	1.33	うなぎ，するめいか	
30%	70%	1.43	さわら，さんま	とうがん，グレープフルーツ
35%	65%	1.54	たちうお，こういか	セロリー
40%	60%	1.67	しろさけ	根深ねぎ，バレンシアオレンジ，すいか，バナナ
45%	55%	1.82		えだまめ，なつみかん，パインアップル
50%	50%	2.00	いわし，まがれい，きす	カリフラワー，ブロッコリー，たけのこ
55%	45%	2.22	あじ，まだい（養殖）	
60%	40%	2.50	あさり，はまぐり	

表1－8　調味料100g中の食塩相当量の換算

調味料名	食塩相当量（g）/100g	食塩に対する比率（食塩1：各調味料）
食塩	99.5	1：1
こいくちしょうゆ	14.5	1：7
うすくちしょうゆ	16.0	1：6
ウスターソース	8.5	1：12
淡色辛みそ	12.4	1：8
麦みそ	10.7	1：9
豆みそ	10.9	1：9
甘みそ	6.1	1：16
鶏ガラスープ（顆粒）	47.5	1：2.1
固形コンソメ	43.2	1：2.3

表1－9　調味料100g中の糖分量の換算

調味料名	糖分（g）/100g*	砂糖に対する比率（砂糖1：各調味料）
砂糖	104.2	1：1
みりん	26.8	1：3.9

＊利用可能炭水化物（単糖当量）の数値を用いた。

量調理に比べて調味料の使用量が相対的に少なくなることが多く，少量調理の70〜80％を目安にする。

調味パーセントのポイント

・材料重量は，廃棄量を除いた純使用量で計算する。乾物は戻した重量で計算する。

・汁物は，だしの重量に対して調味料の割合を計算する。

・焼き物，炒め物，揚げ物は，材料の合計重量に対して調味料の割合を計算する。

・煮物は，だしを除いた材料の合計重量に対して調味料の割合を計算する。

調味パーセントの計算方法

・調味パーセント＝調味料の重量÷材料重量×100

（例1）食品100gに対して，0.9％の調味パーセントの食塩相当量を計算してみよう。

$100\,g \times 0.9 \div 100 = 0.9\,g$

塩で調味する場合は0.9g入れる。

（例2）0.9％の調味パーセントの塩の代わりに，みそで味を付ける場合を計算してみよう。

$0.9 \div 12.4 \times 100 = 7.26\,g$

淡色辛みそは100g中に12.4gの食塩を含んでいるので，みそで味付けをする場合は，約7g入れる。調味料の食塩相当量の換算について表1－8に示した。また，合わせて調味料の糖分量の換算についても表1－9に示したので参照されたい。

（3）洗　浄

　洗浄は，食品に付着しているほこりや汚れなどの異物や細菌などを洗い流し，衛生的にすることが目的である。

　仕入れた食品は，何らかの細菌に汚染されていることを前提とし，調理場を汚染しない工夫が大切で，そのためには下処理専用の調理器具（包丁やまな板等）やエプロンを用意し，食品別（魚介類用，肉類用，野菜類用）に使用する。

　洗い方は，ほとんどが流水で洗い流す方法であるが，米などをかき回して洗う**撹拌洗い**や，たわしなどでこすり取る**こすり洗い**，貝類などをざるに入れてふりながら洗う**ふり洗い**などがあり，対象となる食材の種類や状態によっては，それらを組み合わせて用いることもある。例えば，野菜や果物は表面に凹凸があり，汚れなどが落ちにくいことから，まずシンクで流水をあてて砂などを洗い流し，次に丁寧にこすり洗いをし，別のシンクでさらに洗浄するというように，計3回の洗浄を行う。その際，洗浄は汚染度の低い野菜類から行うなど作業工程を工夫する必要がある。下処理室も調理室と同様でドライ方式のため，床に水をこぼさないように心掛ける。例えば，シンクの中にざるを入れたボウルを用意し，その中で洗浄する。洗った食材を移動させる場合は，水受けや台車などに載せて移動させるなどの工夫をするとよい。

　野菜や果物を生食する場合は，**次亜塩素酸ナトリウム**（200mg/Lの溶液）などで5分間殺菌を行った後，十分な流水ですすぎ洗いを行い，その後に切裁する。次亜塩素酸ナトリウムで消毒を行う前に保存食を取る際は，食品の切断面を最小限にするよう心掛ける。

　洗浄することで食品に付着する**付着水**は，味などの品質に影響する。例えば炒め物などは，付着水が多くなると，加熱時間が長くなり，食材から水が出てしまう。付着水を少なくするためには，ざるに入れる野菜の向きを工夫する，下処理室でしっかりと水切りするなど，食材別・献立別に作業を標準化しておく。

食材別の洗浄のワンポイント

たまねぎ：両端を切り落とし，皮をむき，水洗いする。

キャベツ・レタス：へたを切り落とし，水洗いする。

青　菜：株がくっついた状態で根のみを切り落とし，根元に流水をあてて，砂などを洗い流す。

砂が多い場合は，根元を切り落とし，株をバラした状態で洗うとよい。

　冷凍食品：室温で解凍せず，専用のふた付き容器に入れて冷蔵庫内（10℃以下）で行う。魚などドリップが出ることが予想される場合は，容器の中に金網を入れて，その上に食品を載せるなど，二次汚染を防ぐことが必要である。万一シンクで解凍する場合は流水で行い，使用前後にシンクを洗浄殺菌すること。

（4）切　裁

　廃棄部を取り除き，食べやすい大きさに切り，食材の厚みを一定にすることで火の通り具合を均等にすることが**切裁**の目的である。手切りと機械切りとがあり，手切りは技術を要する重要な操作で，調理担当者の技量により廃棄量に差が出る。コスト面から廃棄量が少なくなるよう，切り方や手順などを食品の種類ごとに標準化しておくとよい。切裁機には，食品をみじん切りにする**フードカッター**，ひき肉にする**ミートチョッパー**，フードカッターとミキサーの機能がある**フードプロセッサー**などがある。生食する食品を先に切裁するなど，食中毒菌の汚染度が低いと考えられるものから順に切ることや，火の通りを均一化するために，大きさを揃えて切ることが重要である。使用後の切裁機は，プレート（刃）や部品などを取り外して洗浄後に，消毒保管庫で保管する。

大量調理のポイント

- ・まな板，包丁は，用途別（非加熱用，加熱用等）に専用のものを使用する。
- ・生食する食品を先に切裁するなど，食中毒菌の汚染度が低いと考えられるものから順に切る。
- ・火の通りを均一化するために，大きさを揃えて切る。
- ・コスト面から廃棄量が少なくなるように，切り方や手順などを食品の種類ごとに標準化しておく。
- ・使用後の切裁機は，プレート（刃）や部品などを取り外して洗浄し，取り外した部品は消毒保管庫で保管する。
- ・球根皮むき器は，根菜類を洗いながら皮をむく機械で，泥はねすることから，近年は検収室に置かれることが多い。

切裁のワンポイント

　かぼちゃ：スチームコンベクションオーブンのスチームモード（蒸気）や蒸し器等で5分程度蒸すか，少し茹でてから切ると簡単に切ることができる。

3）主　食

（1）飯

①白　飯

　白飯は，米の計量，洗米，加水，浸漬，加熱（温度上昇期・沸騰期・蒸し煮期），蒸らし，撹拌，盛り付けの順で行う（図1－5）。

　大量炊飯の場合，米の計量は重量で行い1釜の炊飯量を決める。洗米は，洗米機を使用して3分程度で行う。加水量は米の重量の1.3〜1.5倍とするが，加水の際には洗米時の付着水や吸水量（約10％）を考慮する。1釜の炊飯量は炊飯容量の70〜80％を目安とし，浸漬は30〜60分程度行う。加熱法には，炊き干し法と湯炊き法がある。炊飯は立体炊飯器を使用し，35分程度で炊きあがり，10

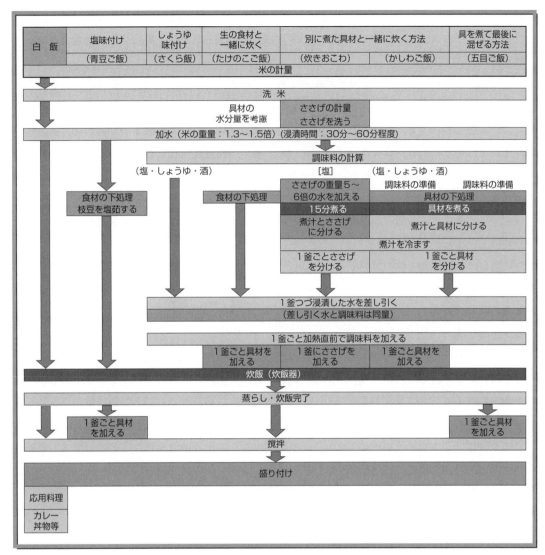

図1−5　白飯と炊き込みご飯の手順

表1−10　味付き飯の米の重量に対する調味割合（例）

料理名	米	だし汁	酒	塩	しょうゆ	具材
五目ご飯	100 g	50%	12.5%	0.6%	4%	45%
かしわご飯（鶏飯）	100 g	90%	3%	0%	2%	45%
たけのこご飯	100 g	20%	1%	0.4%	6%	30%
豆ご飯	100 g	0%	3%	0.1%	0%	20%
赤飯	もち米　40g うるち米60g	0%	0%	0.2%	0%	15%

～15分蒸らす。出来上がりは米の2.2～2.4倍の量となり，盛り付けの際には，決められた１人分の重量を茶碗に丁寧に盛る。また，白飯は他の調理操作を加えることで，応用料理が可能となる。

②すし飯

すし飯は，炊きたての飯に合わせ酢を混ぜて作る。そのため，炊飯時の加水量は白飯の場合より少ない1.2～1.3倍となり，蒸らし時間も５分前後と短くなる。合わせ酢は，熱いうちに手早く飯を切るように混ぜることで，飯粒内部に浸透しやすくなる。また，合わせ酢を混ぜ合わせたあとにあおぐことで，余分な水分を蒸発させて表面を引きしめ，つやを出すことができる。合わせ酢の配合割合は，酢10～15％，砂糖２～８％，塩１～２％が基本となる。

③混ぜ飯

混ぜ飯は，炊きたての飯に加熱調理した具材料やふりかけなどの加工品などを混ぜて作る。

④炒め飯

炒め飯は，具材を油で炒めて調味し，そこに放冷した飯を入れて撹拌しながら高温で炒める。炊飯の際は米の重量の1.3倍の水を加えて炊く。油は７～10％を使用し，飯の粘りを出さないように炒める。

⑤炊き込みご飯

炊き込みご飯は旬の食材を活かし，味付けは塩だけのものや，いろいろな食材を組み合わせてだし汁と調味料を合わせて炊いたものである。炊き込みの要領は，基本的に白飯と同じであるが，具材を加えるタイミングに違いがあり，最初から米と食材を一緒に炊くものと，別に煮た具材と一緒に炊くものがある（図１－５）。

具の割合は，米の重量の30～50％とし，適宜調整する。しょうゆや食塩などの塩分量は，米の重量の１～1.5％を標準として，料理の種類や好みにより調整する。調味割合の例を表１－10に示した。また，豆ご飯など塩味を付ける場合は，出来上がりに調味することで塩分を低くすることができる。加水量は，調味が食塩の場合は調整の必要はないが，液体調味料を使用する時は，使用した調味料と同量の水を加水量から差し引いて調整する。また，調味料を添加するタイミングは，炊飯直前にする。出来上がり後の撹拌は鍋底から全体を平均に混ぜ，具材などが均一になるようにする。

（2）めん類

めん料理には，うどん，そば，そうめん，冷めん，スパゲティなどがあり，それぞれ生めん，半生めん，乾燥めん，冷凍めんがある。大量調理の場合は，冷凍や茹でたものを使用する。

乾燥めんの茹で方は以下の通りである。

①鍋の容量から，一度に投入する量を決める。１回の量ごとに分け，袋などから出す。

②茹で湯は，めん重量の６～10倍を用意する。

③茹で時間を確認の上，茹でるときに使用する器具や茹であげ後の器具を用意する。

④茹で湯が沸騰したことを確認し，準備しためんを手早く入れ，めんをほぐして全体をかき混ぜる。茹で過ぎにならないように時間を計る。

うどんやそうめんなどは，茹でたあと冷水にとり，流水でよく洗いざるにあげる。１人分ずつ均等に小分けして，バットに並べて冷蔵保存する。提供直前に再加熱し，だしを入れる。

マカロニやスパゲティはざるに上げ，広げて冷まし，油をまぶして1人分ずつ分ける。または，あらかじめソースを作っておき，すぐに混ぜて調理し，皿に盛る。

中華めんは，茹でた後，冷水にとり水洗いし，ごま油をまぶし，1人分ずつ皿に盛り，具をトッピングする。

和風スパゲティや焼きそばを作る場合，めんと具を別々に炒めて味付けし，最後に混ぜ合わせて皿に盛り付ける。スチームコンベクションオーブンで作る場合は，めんと具を一緒に調理する。

4）汁　物

汁物の種類には，すまし汁，潮汁，みそ汁，けんちん汁，かきたま汁，中華スープ，コンソメスープ，ポタージュスープ，シチューなどのほかに，郷土料理の吉野汁，だご汁などがある。

汁物の基本は，最初に盛り付けの器を決め，次にだし汁と実の割合を決めて，だしを取り，実の下準備，味付け，盛り付けの順で行う。

（1）器と具（実）と汁のバランス

器には，汁椀，スープ皿，スープカップがあり，器の容量から汁と具（実）のバランスを決める。汁に対して具（実）は，椀だね（15〜20％と実だくさん60〜70％）・あしらい（3〜19％）・吸い口（0.5〜1％）の割合でバランスをとる。皿盛りでは，ポタージュやシチューなども皿の大きさと盛り付け量のバランスを考える。

（2）だしの取り方

だし汁の素材には，昆布，かつお節，煮干し（いりこ・あごなど），乾しいたけや鶏ガラ，豚骨などがあり，だしの取り方によってうま味成分の抽出量が変化する。また，大量調理では，浸水時間，さらに水から沸騰までの時間や沸騰継続時間など作業効率を考慮して行う。

昆布だし：乾いた布で昆布（使用量1〜2％）表面のよごれを拭き，切り込みを入れて水に0.5〜2時間浸漬した後，火にかけて0.5時間程度加熱し，沸騰直前に取り出す。

かつおだし：沸騰させた湯の中にかつお節（使用量2〜4％）を入れて，微沸騰後，火を止めて漉しながら別の鍋に移す（かつお節をさらし袋に入れ，沸騰させた湯の中に入れて1分加熱して火を止め3分後に取り出す場合もある）。かつお節は取り出した後は雑味などが出るため絞らない。

一番だし（昆布とかつおだし）：昆布（使用量1％）を水から0.5〜2時間浸漬し，火にかけて0.5時間程度で沸騰近くまで加熱し，沸騰直前で昆布を取り出す。次に，沸騰してからかつお節（使用量2％）を入れ，1分加熱して火を止め3分後にかつお節を取り出す。かつお節は，漉し袋を利用する場合もある。

煮干しだし：煮干し（使用量2〜4％）の頭と内臓を取り，水に0.5時間程度浸漬後，火にかける。沸騰後2〜3分煮だし，漉しながら別の鍋に移す。

乾しいたけのだし：水で戻し上澄みを使う。時間がない場合には，40℃程度のぬるま湯で戻す。

鶏ガラ・豚骨：水洗い後，沸騰した湯の中に一度入れ，血液などを固まらせてから丁寧に水洗いをする。その後，水から骨を入れて強火で沸騰させ，あくを取り，ねぎやしょうがなどの香味野菜などを入れて火を弱めて煮込む。途中，こまめにあくを取ることによって透明なスープができる。火力が強い場合は，白濁したスープができる。

　臭みを取ると同時に香りを付けるため，西洋料理のスープは香草を入れて煮込む。また，中華のスープの湯（タン）は，ねぎ，しょうがを入れて煮込む。

　魚類・貝類のだし：たいやすずきなどの頭やあらは，一度熱湯を通してから水洗いをし，水から入れてだしを取る。貝類は砂抜きし，水から入れてだしを取り，うま味を活かす。

　その他：大量調理の場合，かつお節，昆布，乾しいたけ，あごなどの素材を細かく粉砕し，漉し袋に入れて短時間で取る方法や，乾燥野菜の袋入りだしやコンソメ，鶏ガラなどの固形，もしくは顆粒のスープなど，市販品を利用する場合がある。

（3）具（実）の下準備

　具・実・椀だねは，汁物に使用する食品，材料のことである。汁物に入れる具（実）には，魚介類，肉類，卵，大豆製品，粉製品，季節の野菜類，きのこ類，海藻類などがある。野菜などは下処理し茹でて水にさらして絞り，1人分に切り分ける。魚も湯通ししてから使用する。豆腐の場合は，切って，一度湯にくぐらせる。だご汁のだごや白玉粉などは，水で練って形を整えておき，必要であれば茹でておく。

（4）調味の割合

　だし汁に対しての塩分濃度は，具（実）の少ない汁物は0.6〜0.8％，具（実）の多い汁物では0.8〜1.0％である。洋風のコンソメスープは0.5〜0.7％，ポタージュは0.5〜0.6％，カレーやシチューは0.8〜1％で，中華スープは0.4〜0.6％である。調味料を加えるタイミングは，みそ汁の場合，みそは揮発性のため最後に加え，すまし汁やけんちん汁などでは，食塩は加熱途中で入れ，しょうゆは最後に加えることで香りを活かした調味ができる。大量調理では提供まで時間がかかることがあるため，蒸発量も把握しておく。

　汁物には，片栗粉を使ったかきたま汁（1〜1.5％），のっぺい汁（2％），くず粉を使った吉野汁（2％），素材の持ち味を活かしたとろろ汁，じゃがいもやかぼちゃのポタージュ，また小麦粉を使ったカレーやホワイトシチューなど，とろみのあるものもある。さらにすまし汁などは，誤嚥を防ぐため，市販のとろみ剤を使用する場合もある。

　かきたま汁は，だし汁を調味して中火にかけ，水溶き片栗粉を入れる。軽く混ぜてとろみを付け，煮立ってきたら卵液を穴じゃくしなどを用いて流し入れる。再び煮立つまでは撹拌せず，卵に火が通って浮いて来たら加熱を止める。溶き水の量が片栗粉1に対して容量で1倍（重量で2倍）の場合，直前によく撹拌して使用しないとだまになり，溶き水の量が片栗粉1に対して容量で2倍（重量で3倍）の場合，だまになりにくいが粘性に時間がかかる。

　ポタージュスープを作る時は，裏漉しせずにミキサーなどを使用する。

　カレーやビーフシチューのスープは豚骨などでとり，スパイスや焙煎した粉類を入れるときは，ボウルに少量のスープを取り，泡立て器でかき混ぜだまにならないようにスープでのばしてから鍋に入れる。粉類を入れると焦げやすいため，絶えず撹拌する必要がある。

（5）盛り付け

　大量調理の場合は，椀に，具（実）とだし汁を一緒に盛る方法と具（実）を1人分ずつ盛り付けておき，提供時にだし汁だけを注ぐ方法とがある。お盆に椀を並べ，重ねておく。おたまやレード

ルは，適量のサイズのものを用意する。

5）焼き物

（1）焼き物の特徴

　焼き物は高温で加熱する方法で，加熱温度と加熱時間が大きく影響する。焼き物は，高温加熱によって食品の持ち味が活かされ，表面に焼き目を付けることによって独特の香ばしい風味が味わえるのが特徴である。直火焼きと，間接焼きがあり，大量調理で間接焼きをする場合は，魚焼き器やオーブン，**スチームコンベクションオーブン**などを使用する。

　スチームコンベクションオーブンは，水蒸気と熱風を併用できる加熱調理機器で，焼く，蒸す，蒸し焼き，煮るなどの種々の調理ができる。スチームモード（水蒸気）の温度範囲は100℃まで，ホットエアーモード（熱風）とコンビネーションモード（水蒸気＋熱風）の温度範囲は30～300℃である。コンビネーションモードでは，熱伝導性が高くなり，加熱時間が短縮され，食材が縮みにくい。スチームコンベクションオーブンは，時間設定もできることからT－T（Time and Temperature：時間，温度）管理が容易で，「新調理システム」に適した調理機器であるといえる。

表1－11　スチームコンベクションオーブンの特徴

加熱モード	ホットエアーモード（熱風加熱）	設定温度～300℃ 庫内に設置されているファンとヒーターで，庫内の熱風を強制的に撹拌しながら加熱
	スチームモード（水蒸気加熱）	設定温度～100℃ ボイラーから供給される水蒸気の量で加熱温度を調整して加熱
	コンビネーションモード（熱風＋水蒸気加熱）	設定温度～300℃／設定水蒸気量～100％ 100℃よりも高温の庫内に水蒸気を送り込み，熱風と水蒸気で加熱
代用できる調理法	焼　く	庫内温度，加熱時間，食材の中心温度設定が可能なので，失敗が少ない
	蒸　す	微妙な温度調整ができるため，100℃以下での蒸し物に失敗が少ない
	茹でる	多量の沸騰水が不要のため，作業が簡単で，水溶性成分の溶出が少ない。あくは抜けない
	煮　る	煮崩れしにくい。材料と調味料を合わせるとかなりの重量になるので，取り出す際に注意が必要である
	炒める	焦げにくい
	揚げる	吸油量が少量で，廃油の処理が不要。ただし，油で揚げたものとは味，テクスチャーが異なる

表1－12　スチームコンベクションオーブンの調理例

調理名	食材	調理温度	調理時間	調理モード
蒸し鶏	鶏むね肉10枚	100℃	10分	スチーム
茶碗蒸し（ふたあり）	150g×15個	85℃	15分	スチーム
焼き魚	100g×20切	270℃	5分	ホットエアー
ポークステーキ	150g×12枚	250℃	5分	ホットエアー
ハンバーグ	150g×12個	220℃	10分	ホットエアー
ポークピカタ	100g×8枚	230℃	5分	コンビネーション
煮魚	15切	180℃	15分	コンビネーション

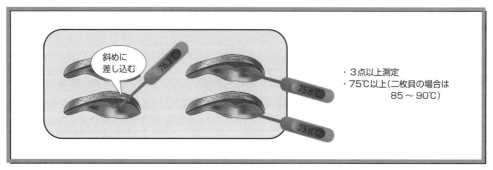

図1-6　中心温度の測定

スチームコンベクションオーブンの特徴を表1-11に，調理例を表1-12に示す。

　加熱工程においては，**中心温度**を測定して確実に火を通すことが大切である。食品の温度上昇は，庫内の天板の位置，天板数で違いが見られるので，中心温度の測定（図1-6）は，庫内の3点以上で行う（75℃1分間以上，二枚貝の場合は85～90℃90秒間以上）。なお，複数回同一の作業を繰り返す場合には，中心温度の測定は，最も熱が通りにくいと考えられる1点のみでもよい。また，食材の温度上昇のバラつきを防ぐためには，食材の大きさや厚みを一定にするとよい。

（2）盛り付けのポイント

　頭付きの魚の場合は，頭を左側，腹側を手前に，皮つきの切り身の場合は皮を上にして，付け合わせは手前に添える。

　魚の切り身は，皮を表にして盛り付けるため，魚焼き器では皮を上にして焼く。うなぎ，はもなどは，身を表にして焼く。**焼き物の付け合わせ**の例を表1-13に示す。

6）揚げ物

　揚げ物は短時間で加熱するため，うま味成分を逃しにくく，栄養素の損失が少ない調理法であり，大量調理での調理頻度は高い。食品を揚げると食品中の水分が減少し，代わりに油を吸収することで，油の香ばしい風味が加わる。水分と引き換えに吸収される油の割合である揚げ物の**吸油率**は，食材の切り方によって異なり，表面積が広くなると吸油率は高くなる。揚げ物の種類では，素揚げ

表1-13　季節別焼き物の付け合わせ

季節	和食	洋食
春	筆しょうが，甘酢しょうが，ふきの梅酢漬け，たけのこの土佐和え，さやえんどうの青煮	茹でキャベツ，粉ふきいも，マッシュポテト，たまねぎのオーブン焼き，コーンのオーブン焼き
夏	青とうがらし，蛇腹きゅうり，みょうがの甘酢漬け，青じそ	カットトマト，カットレタス，サラダ菜，きゅうりのピクルス
秋	菊花かぶら，さつまいもの甘露煮，くりの甘露煮，焼きしいたけ，すだち，かぼす，れんこんのきんぴら，酢れんこん	きのこのソテー，焼きかぼちゃ
冬	だいこんおろし，なます，さといもの含め煮，ゆず	だいこんのピクルス
年中	煮豆（甘煮），レモン，こんにゃくのオランダ煮，カットフルーツ	にんじんのグラッセ，ミックスベジタブルのソテー，レモン，せん切りキャベツ，カットフルーツ

＜ から揚げ ＜ 天ぷら ＜ フライの順に吸油率が高くなる。また，食材を油に投入すると油の温度が下がる。表面の加熱でよいコロッケなどは，油の温度降下は小さく，高温で短時間の加熱でよい。大量調理の場合，フライヤーは自動温度調節式であるが，食材投入後の油の温度上昇が緩慢であることから，1回の投入量を決め，加熱温度と時間を標準化することが大切である。一般的にポテトチップのように脱水しやすいもの，かき揚げのように表面積の大きいものは脱水が激しく，温度回復に時間がかかるといわれている。また，食材（魚）や揚げ物の種類により，次の揚げ物調理の際ににおいが移ることがあるので，献立のサイクルごとに揚げ物の順番を決めておくとよい。表1－14に炒め物と揚げ物の吸油率を，表1－15に調理法別の揚げ油の温度と衣の割合を示す。

（1）揚げ物のポイント

・揚げ物をカラッと上手に揚げるためには，温度を一定に保ち，材料が重ならないように，たっ

表1－14　炒め物と揚げ物の吸油率

調理方法	吸油率	調理方法	吸油率
炒め物	3～5%	から揚げ	5～15%
ごぼう	3%	鶏肉	1%
ほうれんそう	5%	さばの竜田揚げ	5%
チキンライス	5%	揚げだし豆腐	6%
スクランブルエッグ	8%	わかさぎ	20%
かに玉	10%	天ぷら・フリッター	10～15%
素揚げ	5～10%	えび	12%
じゃがいも	5%	なす，かぼちゃ	18%
かぼちゃ	7%	かき揚げ	40～70%
ししとうがらし	10%	フライ	10～20%
なす	14%	たら	10%
		えび	13%
		冷凍えびフライ	25%

表1－15　揚げ油の温度と衣の割合

調理名	方法	温度（℃）	調味料（%）				
			片栗粉	小麦粉	卵	パン粉	水
素揚げ	食材をそのまま揚げる	140～170					
から揚げ	小麦粉や片栗粉を食材の水分に付着させて揚げる	170～180	2				
天ぷら	小麦粉に水を加えた衣を食材につけて揚げる	いも，野菜 160～170 魚 170～180		20	50		100～150
フライ	小麦粉，卵水，パン粉の順につけて揚げる	170～180		5	5～7	10	
変わり揚げ	小麦粉，卵水，衣（そうめん，道明寺粉，あられ，春雨など）をつけて揚げる	170		6	5～8	11 （衣）	

ぷりの油で揚げる。

・こまめに揚げかすをすくい取る。

・油きりが悪いと，ベタッとした仕上がりになるので，和紙を敷いて盛り付けるなどの工夫をするとよい。

　コロッケ：高温（180〜190℃）の油で，浮き上がってくるまでかき混ぜないことが上手に揚げるコツである。

（2）揚げ物の下処理

　えび：①頭を除き，尾の一節の殻を残して背わたを取る。背から包丁を入れ，背開きにするとよい。

　　　　②尾の先端を斜めに切って，尾の中の水分を出す（揚げた時に油がはねるのを防ぐ）。

　　　　③腹側3〜4ヶ所に切り目を入れてスジ切りし，手で握って真っ直ぐになるよう形を整える。

　いか：内臓を取り，皮をむいて水分を取る。斜めに包丁目を入れておくと食べやすい。

（3）油の処理

　油は，光，熱，空気中の酸素，金属などと反応して酸化し，味が劣化する。そのため，揚げかすや材料から出た水分などが入らないように漉して，冷暗所に保存する。

7）炒め物

　炒め物は，熱せられた鍋の熱と少量の油によって高温・短時間で食材を加熱する調理法である。特徴である高温短時間加熱によって，食材の色・風味が保持され，栄養素の損失を最小限にすることが可能である。その一方で，加熱ムラが大きく焦げやすいため，大量調理では絶えず撹拌しながら加熱することと，食材の中心温度を測定し衛生的に安全な温度に達していることを確認することが必要となる。そのため炒め時間が長くなってしまい，結果として色などの外観やテクスチャー，味の低下を起こしやすい。

　炒め物の応用で，様々な料理に利用可能なルウの調理工程を図1－7に示す。

　大量調理の場合，**回転釜**，**平底回転釜（ブレージングパン）**を用いる。底の丸い回転釜では，釜の中心部では熱の対流が異なり，芯温上昇が遅い。底部，表面でも温度が異なるため，上下を撹拌して均一に加熱する必要がある。スチームコンベクションオーブンで加熱し，取り出して撹拌を行うことで，炒め物を作ることもできる。

（1）炒め物の下処理

　できるだけ高温短時間で加熱するために，食材の切り方を工夫して加熱時間を揃える。熱の通りの悪いもの，色よく仕上げたいもの，冷凍食品などは，下茹でや油通しによってあらかじめ加熱しておくとよい。また，食材の付着水が多いと仕上がりが悪くなるため，特に野菜は洗浄後の水切りを十分行う。

（2）炒め油

　炒め油の使用量は，一般的に材料の3〜4％を標準とし，鍋に残油がない状態とする。

（3）1回に炒める分量

　熱源，鍋の熱容量に合わせて1回の投入量を決める。投入量は可能な限り少ない方が，炒めるという調理法の利点を活かすことができる。食材からの放水量を加熱中にちょうど蒸発させることの

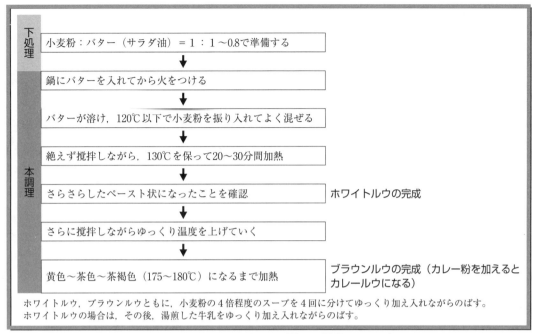

下処理	小麦粉：バター（サラダ油）＝ 1 : 1 ～0.8で準備する	
本調理	鍋にバターを入れてから火をつける	
	バターが溶け，120℃以下で小麦粉を振り入れてよく混ぜる	
	絶えず撹拌しながら，130℃を保って20～30分間加熱	
	さらさらしたペースト状になったことを確認	ホワイトルウの完成
	さらに撹拌しながらゆっくり温度を上げていく	
	黄色～茶色～茶褐色（175～180℃）になるまで加熱	ブラウンルウの完成（カレー粉を加えるとカレールウになる）

ホワイトルウ，ブラウンルウともに，小麦粉の4倍程度のスープを4回に分けてゆっくり加え入れながらのばす。
ホワイトルウの場合は，その後，湯煎した牛乳をゆっくり加え入れながらのばす。

図1-7　ルウの調理工程（炒めの技術を用いて）

参考）殿塚婦美子・山本五十六：イラストで見るはじめての大量調理，学建書院，2014

できる分量が望ましい。

（4）加熱温度と時間

　強火・高温で短時間加熱とする。加熱時間を短縮したり，青物などの退色を防ぎたい場合には，材料ごとに別々に炒め，最後に合わせる方法もある。

（5）加熱時のポイント

　作業が手早くできるように，食材，調味料，調理器具などをあらかじめ準備し，調味料は合わせておく。

　まず，鍋を十分に加熱し，中火～弱火の低温で香味野菜から炒めて香りを出す。次に，魚介類や肉類などを投入して上下を撹拌しながら炒め，中心温度を確認する。続けて投入するものが多い場合はいったん魚介類や肉類を取り出し，火の通りにくいものから順に炒めてから，取り出した魚介類や肉類を再び投入して炒め合わせる。鍋全体の熱を効率よく使えるよう，材料は全体に広げ，撹拌は最小限とする。8割程度材料に火が通ったら，あらかじめ用意した調味料を加え混ぜ，余分な熱を加えすぎないよう速やかにホテルパンなどに移す。

8）煮　物

　煮物は，食材を煮汁の中で100℃の温度で加熱する調理法であり，材料中の水溶性の成分は加熱中に溶出し，煮汁中の調味料は時間とともに材料に浸透して味が付く。出来上がり時に煮汁を必要とする煮物以外では，煮汁がほとんど残らない状態に煮上げるのが望ましい。加熱の度合いや調味が不均一になることを避けるために撹拌を行うが，煮崩れを起こしやすいため注意を要する。

　大量調理の場合，煮崩れしやすい魚の煮物などでは，底の平たい平底回転釜（ブレージングパ

ン）を用いるとよい。スチームコンベクションオーブンでも煮物は可能だが，根菜類など材料によっては加熱に時間がかかるため，用途に応じて使い分けるとよい。

（1）食材の下処理

　材料の割合や分量は，出来上がりの外観，味，および加熱時間を考慮して設定する。食材の切り方は，手早く均一に盛り付けができる大きさや形とし，見た目の美しさも十分に考える。野菜類で煮崩れをしやすいものについては，面取りをしておき，煮えにくいものには隠し包丁を入れて火の通りを良くしたり，下茹でをして不味成分を溶出させ，調味料の浸透をよくするとよい。また，乾物や豆類などは，加熱前に十分に戻しておく必要がある。表1－16に乾物の戻し方と重量変化率の目安を示す。

（2）煮汁の分量

　炒め煮やいり鶏などでは，材料の10〜20％の比較的少なめの煮汁で煮る。一方で，含め煮，おでん，ポトフなどの場合は，材料の80〜100％の煮汁で調理する。表1－17に大量調理における煮物の種類，煮汁の量の目安などを示す。

（3）加熱時のポイント

　加熱時の火加減は一般に，沸騰するまでは強火で加熱し，その後は煮崩れないよう，沸騰を継続できる程度の中火〜弱火にする。煮汁が少ないもの，裏返すと煮崩れやすい食材の場合は，落しぶたや紙ぶたをすることで，沸騰の際に煮汁が自然に食材の上部にまで回り，均一に味付けすることができる。

　また，余熱を上手に利用することで，加熱時間を短縮し，煮崩れを防ぐことができる。煮崩れを起こさずに味を十分しみこませたい場合には，少し煮たら火からおろして放置し，もう一度煮るという操作を何度か繰り返す。

（4）調　味

　基本的には，さしすせその順で加える。さしすせそとはそれぞれ，砂糖（**さとう**），塩（**しお**），酢（**す**），しょうゆ（**せ**うゆ），みそ（**みそ**）のことをさし，調味料を使うときの順序を覚える語呂合わせである。分子量が大きい砂糖は浸透しにくいので，煮汁が沸騰した後に加えて煮る。煮豆など砂糖を多量に用いる煮物では，数回に分けて加える。続いて，食塩としょうゆで塩味を付ける。食塩は浸透圧が高く食材から水分を溶出させるため，煮汁の塩味を決めるために早い段階で入れるが，砂糖より先に入れると甘みが入らないため砂糖よりは後になる。また，しょうゆの香気成分は揮発性のため，一部を最後の仕上げに加えると風味が残る。酢やみそは，風味を活かすように，最後に加える。調理例として，さばのみそ煮の調理工程を図1－8に示す。

9）蒸し物

　蒸し物は，水蒸気のもつ潜熱により食品を加熱する調理法で，常圧では100℃以上になることはない。食品の組織や成分の変化は煮物に近いが，加熱中に食品を動かす必要がないので形が崩れにくく，ムラなく均一に熱が伝わり，食品のもつうま味と栄養素を逃しにくい。いも類や根菜類など，組織が硬い食材の予備加熱に用いることもある。一方で，加熱中の調味が困難であるため，あらかじめ調味するか加熱後に調味する必要がある。言い換えれば，ゆっくりと味を浸透させるような調

表1－16　乾物の戻し方と重量変化の目安

乾物名	戻した後の重量変化	戻し方
はるさめ	4－5倍	熱湯につける，またはゆでる
乾しいたけ	4－6倍	水に15－60分つけて戻す。戻し汁は利用
きくらげ	7－8倍	水に15　30分つけて戻す
ひじき	4－9倍	水に15－30分つけて戻す
干しわかめ	6－12倍	水につけて戻す
塩蔵わかめ	2倍	2～3回水をかえて塩抜きする
切り干し大根	4－5倍	水またはぬるま湯に10－20分つけて戻す
高野豆腐	6倍	ぬるま湯につけて戻し，水の中で押し洗いした後水気をしぼる
豆類	2－2.5倍	水に6－10時間つける

参考）松本仲子監修：「調理のためのベーシックデータ（第5版）」，女子栄養大学出版部，2019，p.136－141

表1－17　大量調理における煮物

分類	種類	用いる食材，料理	煮汁の量	特徴・ポイント
少なめの煮汁で煮るもの	煮しめ	根菜類，乾物，こんにゃく	材料の10～20%	時々撹拌しながら，形を崩さぬように味を十分浸み込ませる
	炒め煮	根菜類，こんにゃく，なす，おから，いり鶏		少量の油で炒めてから煮ることでうま味が逃げにくい
中間の煮汁で煮るもの	煮魚	魚	材料の30～40%	煮汁を沸騰させ，魚を重ねずに並べる
	煮魚（失敗しにくい方法）	魚	材料の80～100%	煮汁を沸騰させた中に，ざるに入れた魚を沈め，短時間で煮る。ふたはしない
多めの煮汁で煮るもの	含め煮	高野豆腐，ゆば，いも，根菜類	材料の80～100%	薄めの煮汁の中でゆっくりと味を浸み込ませる。余熱の利用
	煮込み	シチュー，ロールキャベツ，ポトフ，おでん		食材の投入順に注意し，弱火でゆっくり煮込む。早く調味しすぎると煮えにくい

参考）殿塚婦美子編：大量調理　品質管理と調理の実際　改定新版，学建書院，2020

味は困難である。また，食材の不味成分や臭みが残ることがあるため，クセの強い食材には不向きとも言える。

　大量調理においては，スチーム専用のスチーマーやスチームコンベクションオーブンのスチームモードで調理を行う。

（1）食材と加熱温度

　卵液を用いる料理を除き，基本的には100℃の温度を保ちながら加熱する。こわ飯など吸水に時間を要するものの場合には，ふり水または霧をふきながら加熱する。

　卵豆腐，茶碗蒸し，カスタードプディングなど卵料理の場合は，85～90℃の温度を保つために，弱火またはふたをずらして温度調節しながら加熱する。

（2）加熱時のポイント

　スチーマーやスチームコンベクションオーブンは予熱し，蒸気が十分に上がっているところに食

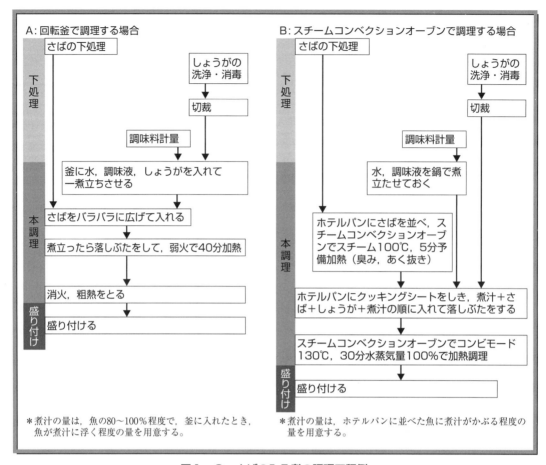

図1−8　さばのみそ煮の調理工程例

品を入れる。温度が低いうちに入れると，水蒸気は食品や器具に熱を奪われ水滴となって食品の上に落ち，変色や生臭みなど品質低下の原因となる。加熱途中に余分な水分が食品の上に落ちないように，乾いた布巾等をかぶせておくとよい。加熱中はなるべくふたを開けないようにする。茶碗蒸しなどの出来上がりの確認は，食品に串をさして濁った液がでないこと，表面に弾力があることなどを目安にする。

10）茹で物

茹で物は，食品を沸騰水中で加熱する操作であり，煮物のように調味をしないことから，予備的調理操作として行われることが多い。茹でることで，不味成分の除去，食品組織の軟化，脱水，緑色保持，たんぱく質の凝固，加熱殺菌などが可能となる。大量調理では，沸騰水に食品を投入した際の茹で水の温度低下が少量調理の場合よりも大きくなる。温度低下が大きければ加熱時間が長くなり，仕上がりが悪くなる。

（1）食材と加熱時間

加熱機器の熱容量，沸騰水の分量によって1回の投入量が異なるため，食材別，献立別に標準化しておく。

短時間で茹でる葉菜類の茹で時間は，少量調理での茹で時間を目安とする。また，1回の投入量は，食材を投入してから茹であがりまでに再沸騰できる量を設定する。茹であがったら速やかに冷却することで，鮮やかな緑色に仕上げることができる。茹であがりに水分を絞った場合の重量変化率を表1−18に示す。根菜類などの火の通りの悪いものは，通常は食材重量の1.2〜1.5倍の沸騰水で茹でる。乾燥めん，生めん，うどん，そば，スパゲティなどのめん類は，めん重量の6〜10倍の沸騰水で茹でる。食材投入から再沸騰までの時間が長いとテクスチャーに影響をおよぼすため，できるだけ短時間で再沸騰するように1回の投入量を設定する。

表1−18　茹で野菜のしぼり加減（葉菜類）

しぼり加減	茹でる前の重量に対する変化
しぼらない	100±数%
軽くしぼる	90%
よくしぼる	80%
かなりよくしぼる	70%

（2）スチームコンベクションオーブンの活用

食材そのものに水分が多いもの，あるいは茹で卵のように吸水させる必要のないものは，スチーマーやスチームコンベクションオーブンのスチームモードなどでも，茹でるのと同様の操作が可能である。例えば，固茹で卵は100℃のスチームで約12分加熱して作ることができる。

11）和え物・酢の物

和え物は，下処理した食材に適した**和え衣**を混ぜ合わせ，風味と食感を作り出す調理である。魚介類，肉類，野菜，乾物，加工品など，様々な食材を用いることができ，和え衣を変化させることでさらにバリエーションが広がる。和え衣の種類と調味割合を表1−19に示す。和え衣を合わせ酢にしたものを**酢の物**といい，酢の物は食材の持ち味にさわやかな酸味と芳香が加わった調理である。**サラダ**はその語源から「塩で味付けしたもの」あるいは長期保存可能な「塩漬け野菜」であったとされる。現在では，生野菜を主材料に，肉や魚介・卵などを加え，ドレッシングやマヨネーズで和えた料理を指す。

調味後の時間経過により，浸透圧により食材から水分が出て水っぽくなり，色やテクスチャーの

表1−19　和え物と衣の調味割合（材料に対する重量%）

和え物の名称	主な配合材料		塩	しょうゆ	みそ	砂糖	みりん	その他
ごまじょうゆ和え	ごま	10		10		0〜3		
からしじょうゆ和え	溶きがらし	2		10		0〜3		
割りじょうゆ和え				10		0〜3		
白和え	豆腐	50	1.2			8〜10		ごま 8〜10
ピーナッツ和え	ピーナッツ	15	1.2			8〜10		
おろし和え	だいこん	50	1.2			5〜10		
梅肉和え	梅肉	10		0〜10		0〜3		ごま油，ごまなど
酢みそ和え	酢	10			15〜20	8〜10		
ごまみそ和え	ごま	10			15〜20	8〜10	5	
ゆずみそ和え	ゆず	10			15〜20	8〜10	10	だし汁 10

＊下味（塩分0.5%）を付ける際は，塩分残量を考慮し，和え衣に用いる塩・しょうゆを加減する。

参考）藤原政嘉・河原和枝編：ＮＥＸＴ献立作成の基本と実践，講談社サイエンティフィク，2014

低下が起こるため，大量調理では特に，調味と盛り付けのタイミングに留意する。

（1）食材の下処理

　生の野菜や果物を用いる場合の作業は，洗浄 → 消毒 → 水切り → 下味 → 冷却となる。この場合の下味は，一般的に0.5％の食塩を用いる。下味と同時に脱水して組織を軟化させ，味を含みやすくする。表1-20に下味の塩分残量の例を示す。

　野菜などを加熱してから用いる場合の作業は，洗浄 → 茹でる → 冷却 → 下味 → 絞る → 冷却となる。常に一定の味を再現するためには，茹でた後の絞り加減を一定にする必要があるが，茹でた後，真空冷却機で冷却すると70～80％に脱水され，しぼる操作は不要である。表1-21に急速冷却機器である真空冷却機とブラストチラーの比較を示した。

　食材に，魚介類・肉類・魚肉加工品などを用いる場合は，必ず加熱して中心温度を確認した後，

表1-20　下味と塩分残量

加熱の有無	下味	食材	食塩添加量と調理	使用した食塩に対する吸塩量
生食の場合	塩もみ	きゅうり	輪切りにして，材料の0.5％食塩添加後10分おいてもみ，80％にしぼる	40％
		だいこん	千切りにして，材料の0.5％食塩添加後20分おいてもみ，60％にしぼる	10％
加熱する場合	塩ゆで	ほうれんそう	湯に0.5％食塩を添加し，2分茹でて冷水に取り90％にしぼる	2％
		じゃがいも	一口大に切り，湯に0.5％食塩を添加し，12～15分茹でる	15％

参考）松本仲子監修：調理のためのベーシックデータ（第5版），女子栄養大学出版部，2019，p.40-43

表1-21　真空冷却機とブラストチラーの比較

	真空冷却機	ブラストチラー
原 理	冷却槽内を真空にして食材のもつ水分を気化させることで，食材が冷却する方法	ファンで冷風を吹き付け，食材を急速に冷却する方法
長 所	・冷却時間が短い ・食材の芯温と表面温度にムラが少ない ・真空下での冷却のため，落下菌付着の危険性が少ない ・真空含浸効果によって，冷却中に味が浸透しやすい	・冷却する食材を選ばない ・0℃以下の冷却も可能 ・電源供給のみで簡単に設置できる
短 所	・0℃以下に冷却できない ・パックものの冷却不可 ・軟らかい食材は型崩れしやすい ・液体は飛散する ・水分が蒸散するため，歩留まりが低下する食材がある	・冷却時間が比較的長い ・芯温と表面温度のムラが大きい ・冷風循環のため，食材に落下菌付着の危険性がある ・装置内部の掃除が困難
特 徴	・短時間で衛生的に冷却できるため，細菌が繁殖しにくい ・冷却に適さない食材もあるため，冷却目的を明確にする必要がある	・冷却する食材を選ばない ・冷却時間が長く芯温が残る ・食材の表面部分が凍結する場合もある

出典）三浦工業　食品機器パンフレット

冷却してから和える。

（2）和える操作のポイント

　和える食材は，前述のように消毒や加熱処理後，冷却して用いる。和え衣の調味料についてもあわせて加熱し，温度確認後にすばやく加熱を止めて冷却し，風味を保つ。ドレッシング（表1－22）など，油脂を加える際は火を止める直前に加える。

　和える操作はできるだけ盛り付け直前とし，合わせ酢（表1－23）をかける場合も直前にかける。このとき，例えば調味料の1/3で和えた後いったんざるに上げ水切りし，盛り付け直前に残り2/3で和える（またはかける）など，食材からの放水の影響をできるだけ抑えるような工夫をするとよい。また，ごまやかつお節など水分量の少ない和え衣は，その半量程度を食材と先に和え食材の水分を適度に吸収させる。

12）漬　物

　漬物は，食塩や酢，酒かすなどの漬け込み材料とともに食材を漬け込む調理である。種類によっては，発酵による保存性や風味の向上が伴うものもある。給食で提供する漬物を施設内で作る場合には，使用する器具などをあらかじめ消毒するなど衛生面に十分注意して行う必要がある。また，その性質上，食塩含有量が高くなるため，柑橘類などの酸味，昆布などのうま味を上手に組み合わせ，減塩の工夫をするとよい。表1－24に漬物の調味割合の例を示す。

（1）食材の下処理

　生の野菜類を漬ける場合には，和え物と同様，食材を洗浄 → 消毒 → 水切りしてから用いる。

（2）真空調理法の活用

　漬物は，ボウルなどの通常の調理器具や漬物専用の容器などを用いて漬け込むが，短時間で漬け

表1－22　ドレッシングの基本と応用

ドレッシングの種類	基本のドレッシング		基本のドレッシングの応用	
	基本の材料配合	その他	名称	添加材料
フレンチドレッシング（ヴィネグレットソース）	酢：油＝1：3	食塩	ラビゴットソース	たまねぎ，パセリ，ピーマン
			ホースラディッシュフレンチドレッシング	西洋わさび
			ジンジャーフレンチドレッシング	おろししょうが
			トマトフレンチドレッシング	トマト
マヨネーズソース	マヨネーズ：油＝1：2	食塩，マスタード，こしょう，砂糖	トマトマヨネーズ	トマトまたはトマトケチャップ
			グリーンマヨネーズ	ほうれんそう，グリンピース，そら豆などの緑野菜
			ホースラディッシュマヨネーズ	西洋わさび
			クリームマヨネーズ	生クリーム，レモン汁
			タルタルソース	茹で卵，たまねぎ，ピクルス，パセリ
			しょうゆマヨネーズ	しょうゆ

参考）山崎清子他：NEW 調理と理論，同文書院，2011，p.195・201

表1-23　基本合わせ酢の調味割合（材料に対する重量%）

合わせ酢の種類	酢	塩	砂糖
二杯酢	10	1.5～2	
三杯酢	10	1.5～2	3～5
甘酢	10	1.5～2	5～10
ポン酢	10	1.5～2	0～10

＊塩の一部，またはすべてをしょうゆに置き換えることができる。（塩：しょうゆ＝1：6）
＊砂糖の一部，またはすべてをみりんに置き換えることができる。（砂糖：みりん＝1：3）
＊下味（塩分0.5%）を付ける際は，塩分残量を考慮し，和え衣に用いる塩・しょうゆを加減する。

参考）粟津原宏子他：たのしい調理（第2版），医歯薬出版，1997，p.39

表1-24　漬物の調味割合（材料に対する重量%）

漬物の種類	酢	水	塩	砂糖
塩漬け			1～2	
甘酢漬け	30		1～2	15
ピクルス	50	30～50	1～2	1.5～10

甘酢漬け，ピクルスの場合，1%程度の塩分で下漬けする場合もある。

参考）松本仲子監修：調理のためのベーシックデータ（第5版），女子栄養大学出版部，2019，p.172

込み液を浸漬させる方法として**真空調理法**がある。

　真空調理法では，食材を消毒殺菌して，あらかじめ合わせて加熱しておいた漬け込み液とともに真空包装用の袋に入れて真空パックする。この時点で食材に漬け込み液が浸透する。用いる食材，出来上がりの想定によっては，スチームコンベクションオーブンで加熱処理し，**ブラストチラー**などの急速冷却機で冷却してから供する。

　真空調理のメリットとデメリットを表1-25に，真空調理の基本工程を図1-9に示す。

13）デザート

　デザートの語源は，「食事を片付ける」ことを意味するフランス語であり，食事の最後に満足感を与える一皿ともいえる。献立構成上は，栄養の不足を補う補食的な役割をもつ。用いる食材は，団子などの米，ケーキ類・まんじゅうなどの小麦粉，でんぷん・いも類，牛乳・乳製品，果物類，寒天・ゼラチン類など多様で，調理法も様々である。その性格上，甘味・油脂を多用するものが多く，給与栄養目標量を満たす上で工夫が必要である。また大量調理では，撹拌や冷却，あるいは焼成時間などが少量調理と異なるため，注意が必要である。

　デザートの中でも**寄せ物**は給食に利用しやすい調理法であり，**ゲル化剤**でフルーツ，果汁，牛乳などの材料を寄せ固めて作る料理である。ゲル化剤には**寒天**や**ゼラチン**，**アガー**などが用いられる。ゲル化剤の種類により，その扱い方，ゲルの特性が異なるが，いずれの場合も適切な濃度であらかじめ十分吸水膨潤させること，適切な溶解温度で溶解させることが失敗を防ぐコツである。表1-26に主なゲル化剤の種類と特性を示す。

（1）寒　天

　寒天は，てんぐさ，おごのりなどの海藻を原料に作られるゲル化剤である。棒寒天，粉寒天など

表1−25 真空調理の特徴

メリット	・食材本来の風味，うま味を活かす調理である ・加熱時の煮崩れがなく，食材の歩留まりがよい ・真空により組織の軟化が起こり，軟らかくジューシーな料理ができる ・真空により調味料の浸透がよく，少ない調味液で均一に味が付く ・適切な処理により，二次汚染の危険性が少なくなる ・品質管理と計画生産が可能である
デメリット	・すべての食材，調理法に適用できるわけではない ・衛生管理の徹底が必要となる ・機器の導入が必要

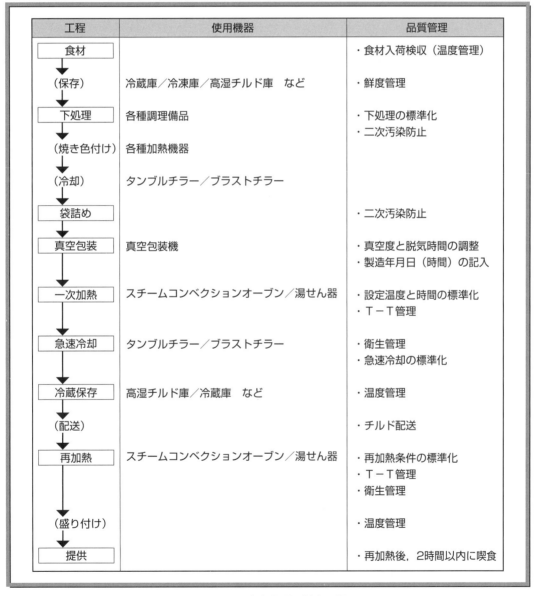

工程	使用機器	品質管理
食材		・食材入荷検収（温度管理）
（保存）	冷蔵庫／冷凍庫／高湿チルド庫　など	・鮮度管理
下処理	各種調理備品	・下処理の標準化 ・二次汚染防止
（焼き色付け）	各種加熱機器	
（冷却）	タンブルチラー／ブラストチラー	
袋詰め		・二次汚染防止
真空包装	真空包装機	・真空度と脱気時間の調整 ・製造年月日（時間）の記入
一次加熱	スチームコンベクションオーブン／湯せん器	・設定温度と時間の標準化 ・T−T管理
急速冷却	タンブルチラー／ブラストチラー	・衛生管理 ・急速冷却の標準化
冷蔵保存	高湿チルド庫／冷蔵庫　など	・温度管理
（配送）		・チルド配送
再加熱	スチームコンベクションオーブン／湯せん器	・再加熱条件の標準化 ・T−T管理 ・衛生管理
（盛り付け）		・温度管理
提供		・再加熱後，2時間以内に喫食

図1−9　真空調理の基本工程

表1-26　主なゲル化剤の種類と特性

	寒天	ゼラチン	アガー*
原材料	海藻	牛・豚	海藻，マメ科種子等
主成分	アガロース，アガロペクチン（多糖類）	コラーゲン（たんぱく質）	ガラクトース，β-1.3グルカン（多糖類）
使用濃度	0.4～2％	2～4％	1～2％
溶解の下準備	吸水膨潤	吸水膨潤	砂糖とよく混合しておく
溶解温度	90℃以上	40～60℃	90℃以上
凝固温度	30～40℃	10℃以下	30～40℃
融解温度	70℃以上	25℃以上	60℃以上

＊カラギーナン，ローカストビーンガム等の混合物。製品によってバラつきがある。

があるが，大量調理では膨潤時間の短縮できる粉寒天が扱いやすい。寒天は，吸水膨潤の後，90℃以上に加熱して十分溶解させる。砂糖は寒天が十分加熱溶解してから加える。ゲル形成能を低下させる有機酸（果汁かん）は添加のタイミングが重要で，寒天・砂糖液の粗熱をとってから果汁を加えるようにするとよい。また，牛乳かんでは，ゼリー強度を保つために牛乳の添加量はできあがりの最大50％とする。添加時にあらかじめ牛乳を加熱しておくなどして寒天・砂糖液の温度の下がり方を緩やかにすると，なめらかなテクスチャーとなる。

（2）ゼラチン

　ゼラチンは主に牛や豚などの皮，骨，腱などのコラーゲンから抽出したたんぱく質を主成分としたゲル化剤である。板ゼラチン，粉ゼラチンなどの形態があるが，大量調理では吸水の早い粉ゼラチンが扱いやすい。粉ゼラチンは，一般には10倍量の冷水に粉末状のゼラチンを振り入れて吸水膨潤させる。大量調理の場合，用意した水の表面積が狭いと部分的に膨潤してムラができやすいので，浅い容器に水を張り，ゼラチンが均一に膨潤するよう振り入れる。加熱溶解は，大量調理では50℃程度の湯煎を用いると失敗が少ない。たんぱく質分解酵素を含むパインアップルやキウイフルーツ，いちじくは生のまま加えると凝固を妨げるため，缶詰または加熱して酵素失活させてから加える。ゼラチンは凝固温度が低いため，大量調理ではゲル濃度と冷却時間，提供時の温度，喫食までの時間を十分考慮する必要がある。なお，牛や豚を由来とするものは宗教上の理由から忌避される（p.3，表1-1参照）ことがあるため，注意を要する。その場合，他のゲル化剤を使うか，魚や卵から抽出して作られるゼラチンもあるので，そちらを利用してもよい。

（3）アガー

　アガーは，カラギーナンという海藻由来の成分や，ローカストビーンガムというマメ科の植物から抽出された成分から作られるゲル化剤である。寒天と同様に多糖類であるため，扱いは寒天に近いが，寒天より透明度が高くなめらかなテクスチャーを有する。製品によって混合物の種類・配合が異なるため，使用する製品の取り扱いに準ずる。一般には，吸水膨潤しにくいため，あらかじめ砂糖とよく混合してから沸騰水中に撹拌しながら徐々に加える。また，果汁かんでは，寒天液と同様，アガー液の粗熱をとってから加えるようにする。

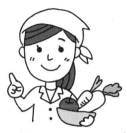

第2章
献立の立案

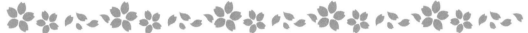

📝 1　コンピュータの利用

　昨今の**コンピュータ**の普及，発展は目を見張るものがあり，表2−1に示すように給食運営や献立作成においても様々な場面でコンピュータが利用されるようになった。

1）献立作成におけるコンピュータの利用

　各社より市販される様々な**栄養計算ソフト**や**給食管理ソフト**により「主食，主菜，副菜，汁物，デザート」の組み合わせをコンピュータ上で行うことが可能となり，より多くの組み合わせを短時間で検討し，実行できるようになった。主菜を中心に主食，汁物，副菜を検討し，エネルギーや栄養素に合わせてデザートを考えることで，バラエティに富んだ献立を作成することができ，さらにあらかじめユーザー登録をすることで，市販されている新製品や栄養補助食品などに関しても献立に取り込むことが可能となる。各献立の栄養価も容易に確認できるので，学校給食摂取基準や食事箋など，様々な条件に合った献立表を短時間で完成させることができる。

　例えば病院であれば，あらかじめ主食，主菜，副菜に分けて入力し，それぞれをエネルギー含有量によって分け，さらにたんぱく質含有量によって分類しておくことで，エネルギーコントロール

表2−1　コンピュータ利用の具体例

栄養管理部門	献立表作成基準の作成，栄養計算，食品交換計算，献立作成，食数の指示・管理，食事箋の管理，嗜好調査表の作成・調査結果分析，検食項目の作成・結果分析・記録，報告書の作成・保管，各種会議の議事録の作成・管理　など
調理作業部門	作業工程表，作業状況表，調理開始ならびに終了時間表，盛り付け図，配膳図，管理点検記録表などの作成・保管，食器洗浄ならびに消毒状況の管理・結果まとめ　など
食材料管理部門	食材料検収記録表，食材料発注表，食材料発注書，冷蔵庫・冷凍庫温度チェック表，食材料出納帳，食材料使用状況確認表，在庫管理集計表などの作成・管理　など
施設設備管理部門	施設設備点検表，災害防止における確認表，使用食器の確認表などの作成・管理，施設設備の減価償却計算　など
業務管理部門	勤務表，業務分担表，従業員配置表などの作成・管理　など
衛生管理部門	衛生チェック表，食材料衛生管理表，施設・設備の衛生管理表，衣服・作業員の清潔保持状況確認表，保存食表，直接納入業者衛生管理指示書，衛生管理簿，衛生管理点検確認表，緊急時対応表などの作成・管理　など
労働安全部門	健康管理計画表の作成，定期健康診断実施結果管理，健康診断実施状況確認表の作成，定期検便検査実施表の作成・管理，事故防止対策表の作成・管理　など

食献立，たんぱく質コントロール食献立などを容易に作成することが可能となる。最終的に塩分コントロールを調味料の検討で行うことで，各種の病態に適合した献立を作成することもできる。

　また，ソフトによっては複数日の献立表作成と，その期間における食品構成を作成することができる。1日ではすべての食品群を満たすことが難しい場合であっても，複数日の献立を立て，期間の平均で算出すると穀物エネルギー比やたんぱく質量が目標値を満たすことができるが，人の手で行うと煩雑であるそのような作業も，コンピュータを用いると比較的容易になる。

2）その他の給食関連業務におけるコンピュータの利用

　給食関連の業務では，膨大な量の帳票類を作成する必要があり，多くの労力を割かれることとなる。そういった作業も表計算ソフトや，ワープロソフトなどを使用することで，業務の効率化を図ることができる。また，専用の給食管理ソフトであれば，各種帳票が簡単に出力できるものもある。

　その他，食数管理や栄養管理などについても，コンピュータを用いたシステムが利用されている。

　例えば，病院のベッドサイドの端末でメニューの選択を行うシステムが開発されている。メニュー選択のデータを中央のコンピュータに集積することで，食数ならびに食形態等の管理をすることができる。また，患者（喫食者）のオーダーをダイレクトに反映できることから満足度の向上を図れたり，データの蓄積により徹底した栄養管理やきめ細かい栄養指導を行うことが可能となる。

　また，企業の食堂などに向けては，チップを埋め込んだ皿を使用することで会計・支払いの簡略化（現金の授受を行わず，社員証による認証をすることで給与から直接支払う方式やプリペイドカード利用など）を行うと同時に，栄養バランスの管理や栄養指導の資料としてデータを用いるなど，社員の食事管理を行うことができるようなシステムが開発されている。このシステムを利用することで食数管理や月間・年間献立予定と予測も同時に行えるようになる。

　このように収集，蓄積したデータで長期の献立予定が決まれば，年間で購入するべき食材料とその量を決定することができるため，業者の選定や予算の決定業務もスムーズに進めることができる。

　コンピュータを用いることで短時間で多くの情報処理が可能となり，データをコンパクトに蓄積できるという利点がある。しかし，過失によるデータ消去や，災害等によるデータの破壊，ライフラインの切断（停電）によってコンピュータを立ち上げることができなかったりするなどのリスクも内包している。そういったリスクを分散・軽減するためにデータのコンピュータ以外での保存（バックアップ）や，充電器や非常用電源の確保などを行う必要がある。また，定期的にデータの整理を行い，パスワードの設定などでセキュリティに関しても対策をとる必要がある。

📝 2　基本計画

　第1章で述べた通り，**特定給食施設**は**特定多数人**に対し**継続的に適切な食事を提供する**ことで，対象者の**健康の維持・増進**や**心身の健全な発育・発達の促進**，**生活習慣病の一次予防**，**疾病の治療**などに大きく貢献することができる。それには，提供する食事がそれぞれの対象者に適した食事内容（適正な栄養量，栄養バランス，摂食量）であると同時に，対象者を満足させる食事であることが必要となる。さらにはその献立に対して，調理人数や作業動線などの生産効率性や食材費等の経営的な項目を考慮した**食事計画**を行わなければならない。そのためには，給食管理の一連のマネジ

メントサイクル（PDCA サイクル）をもとに，どのような栄養管理（**栄養アセスメント**）を行い，食事計画，**献立作成**へと展開させていくかということをまず理解しなければならない。

　献立を作成するまでには，対象者の栄養状態や身体状況，生活状況などを含めた個人的情報および集団的情報を把握し，その結果をもとにした対象者の個々人の特性に見合った**給与栄養目標量**の設定や栄養補給法の設定，**荷重（加重）平均成分表**の作成，**食品構成表**の作成が必要となる。

1）給与栄養目標量の設定

　給食の献立作成では，1人1日および1食当たりの栄養量である給与栄養目標量を設定し，その目標量に合った食事計画，献立作成を行う。給与栄養目標量の設定には，まず対象者個人の栄養および身体状況，ライフスタイル，食事や生活状況を把握することが必要である。また，対象者が集団となる場合は，個々の栄養アセスメントに加え，地域性，集団の性質などの情報を丁寧かつ詳細に収集・分析し，その状態を総合的に評価した上で特性に見合った給与栄養目標量の設定を行う。

　特定多数人を対象にする給食は，個人の異なる条件が集約されて平均化されるため，個人対応が難しい。そこで，データを集約したのち，目標量を集団化された個々人にも対応ができるように，その集団に最適な目標量の設定を行うと同時に，対象者個人にも適応できるよう考慮する必要がある。そのため，給食の給与栄養目標量の設定には，エネルギーおよびその他の栄養素に幅をもたせ，基準から外れる人ができるだけ出ないようにする配慮が必要である。

　給与栄養目標量の設定にはいくつかの方法があるため，各施設や対象集団の特性および目的に適応した方法を取ることが望ましい（表2－2）。

(1)「日本人の食事摂取基準（2020年版）」を参考にして設定する

　学内実習では，給食の喫食者の多くが大学生であるため，**日本人の食事摂取基準（2020年版）**の18〜29歳男性および女性の数値を参考にして，エネルギーおよび各栄養素の給与栄養目標量を決定する。なお，学内実習では昼食のみの提供となるため，1人1日当たりの給与栄養目標量を設定したのち，昼食1食分での給与栄養目標量を算出して食事計画に使用する。

　昼食1食分でのエネルギーおよび各栄養素の割合の算出方法は，朝食・昼食・夕食の配分を対象者の食習慣や食生活実態により3食を均等配分あるいは朝食を少し軽くし，昼食および夕食に重点をおくなどの方法がある。一般的には，朝食：昼食：夕食＝1：1.5：1.5，すなわち朝食20〜25%（2/8），昼食35〜40%（3/8），夕食35〜40%（3/8）の配分が用いられている。このことから昼食1回の給食の配分比は，荷重（加重）平均値の35%前後を目標値として設定するとよいが，ほかの2食（朝食・夕食）の実態を調べ，その喫食状況や栄養素の過不足に配慮することも重要である。

　その他の施設については，1人1日当たりの給与栄養目標量が設定されており，病院（一般治療食）と児童福祉施設は，関係監督官庁から食事摂取基準の取り扱いが指示されている。学校給食では文部科学省から**学校給食実施基準**が発表されており，適用する際に対象となる個々の児童生徒の健康状態や生活活動の実態，地域性などを十分に配慮して運用するとされている。事業所給食や矯正施設等においては特に定めがないため，各施設における対象者の健康診断の結果や喫食状況等を活用し，個人の身体計測値（身長，体重，BMI 等），身体活動レベル，食事摂取量，食事嗜好，栄養状態等のデータをもとに対象集団の特性を把握し，給与栄養目標量を設定する方法が取られている。

表2－2　給食施設における各施設の特性および目的

給食施設区分		特性および目的
給食施設共通		特定多数人に継続的に，健康管理，健康教育を目的として食事を提供する
病　院		医療の一環として疾病者に対してそれぞれの病状に応じた適切な食事を提供することにより，疾病の治療および病状の改善・体力の回復などを図るために食事サービスを行うことを目的とする。また，治療後の食生活改善を支援する
学　校		教育の一環として学校給食法第1条に規定されている「児童及び生徒の心身の健全な発達に資するものであり，かつ，児童及び生徒の食に関する正しい理解と適切な判断力を養う上で重要な役割を果たすものであること」を目的とする。食を通して望ましい食習慣を身に付ける
福祉施設	児童福祉施設など	心身の発育発達期にある入所児（乳児，幼児）に対して，必要な栄養量を確保し，適正な食事やおやつを提供し，実際の食事という教材を通して正しい食事のあり方や好ましい人間関係，おいしい・楽しいなどの情緒的機能を会得することを目的とする
	高齢者介護福祉施設など	利用者の健康の維持・増進を図るために，個々人の状態にあった食事を提供し，さらに生活に楽しみや生きがいを与え，心身ともに健やかな生活（長寿）を保つことを目的とする。また，生活の質（QOL）を向上させ，食事を通して心身の自立を支援，低栄養や褥瘡の予防や改善を援助する
事業所		福利厚生の一環として工場やオフィス，それらに付属する寄宿舎（寮）や研修所などで，適切な食事環境や食事の提供によって，従業員の健康の維持・増進，生活習慣病の予防を図るとともに，労働生産性向上に寄与することを目的とする
自衛隊		隊員に必要な栄養量を供給することにより，健康の増進と勤務内容に応じた体力の保持・増進を目的とする

（2）荷重（加重）平均を算出して設定する（荷重平均給与栄養目標量の設定）

　給食の対象者の性別，年齢，身体活動レベル，身体状況（身長，体重，BMI 等）を把握し，個人もしくは集団に望ましいエネルギー量の分布状況を確認して摂取エネルギー量を決定する。分布状況により，いくつもの集団ができる場合があるため，何種類の食事計画が設定できるかを考慮した上で最も望ましい食事のエネルギー量を決定する。エネルギー量の決定後，各栄養素の給与栄養目標量を設定する。その際，基準値の最も高い者が推定平均必要量を下回らないように注意する。設定値は端数になることも多いため，切りのよい丸め値を用いるとよい（表2－3）。

2）荷重（加重）平均成分表の作成

　食品構成表を作成するためには，食品群別の平均的な栄養成分値を算定する必要がある。

（1）食品群（類）の分類

　食品群とは，日常使用している食品の中で栄養成分の性質が類似している食品をまとめ，栄養特性によっていくつかのグループに分類したものである。食品群の分類には，3群（学校給食，3色食品群），4群（女子栄養大学の提唱した4つの食品群），6群（厚生労働省作成の6つの基礎食品），13群（名古屋市の給食施設関係），18群（国民健康・栄養調査，食事摂取基準，日本食品標準成分表）などがあるが，集団給食施設では各監督官庁の報告書の様式に合わせて使用することが多い。

（2）荷重（加重）平均成分表

　荷重（加重）平均成分表とは，一般的な食品成分表のように個々の食品の栄養量ではなく，類似した性質の食品を同一に分類した食品群の構成割合に基づいて求められた栄養成分の平均値である**荷重（加重）平均栄養成分値**から作成した栄養成分表のことで，**食品群別荷重（加重）平均成分表**

表2-3 値の丸め処理に関する基本的法則

値のおよその中央値	計算方法	表示桁数*
0.5前後	小数点以下2桁の数字で四捨五入を行う	0.X
1.0前後	小数点以下2桁の数字で四捨五入を行う	X.X
5.0前後	小数点以下1桁の数字が0か5になるよう，四捨五入と同じ要領で丸めを行う	X.Y
10.0前後	小数点以下1桁の数字で四捨五入を行う	XX
50.0前後	1の桁の数字が0か5になるよう，四捨五入と同じ要領で丸めを行う	XY
100.0前後	1の桁の数字で四捨五入を行う	XX0
500.0前後	10の桁の数字が0か5になるよう，四捨五入と同じ要領で丸めを行う	XY0
1,000前後	10の桁の数字で四捨五入を行う	XX00
5,000前後	100の桁の数字が0か5になるよう，四捨五入と同じ要領で丸めを行う	XY00

＊X，Yに数値が入る。Xは任意の数値，Yは0か5。
出典）伊藤貞嘉・佐々木敏監修：日本人の食事摂取基準（2020年版），第一出版，2020

と表すこともある。集団給食施設では，個々の食品の栄養価を計算することが煩雑になるため，その作成が必要となる。また，対象者の食品構成表や栄養出納表の作成時に用いられている。

　荷重（加重）平均成分表は，各施設における一定期間（過去1年間のデータが望ましい）の食品の使用実績から求めるので，その施設の食品の使用状況が反映される。また，新設の給食施設などで過去に食品の使用実績がない場合や，献立内容を改善する場合などは，食品群の中でこれまでの使用回数や使用量の頻度が高いと思われる食品を選択し，食品ごとの使用量の構成比率を求めた数値を使用したり，行政機関発表の食品群別荷重（加重）平均食品成分値を活用する方法などもある。荷重（加重）平均食品成分値の活用にあたっては**食品分類早見表**（表2-4）を使用する。

　ここでは，学内実習における荷重（加重）平均成分表の作成の手順（例）を示す。

　①施設の目的により使用する食品の分類表が異なるが，ここでは18群を使用する。食品群別に，その施設の一定期間（1年，半年など）に使用した食品の総重量（kg）を集計する。

　②廃棄率により，食品群ごとに可食部重量（kg）を求める。廃棄率は，食品成分表等の数値を用いる場合と，その施設独自の数値を用いる場合がある。

　③食品群ごとの可食部重量の合計（純使用量の総量）（kg）を集計する（表2-5）。

　④食品群ごとに，使用した各食品の可食部重量の合計を100％として，各食品の比率（構成比率％）を算出する（表2-6）。

　⑤各食品の構成比率をそのまま使用重量として読み替えて（％をgに置き換える），食品群100gを構成する各食品の使用重量（可食部重量）とし，日本食品標準成分表を用いて各エネルギー・栄養素量を算出する（表2-7）。

　⑥食品群ごとに各食品の栄養成分の合計を算出し，その合計値が荷重（加重）平均食品成分値となる。この成分値をまとめたものが「食品群別荷重平均成分表」である（表2-8）。

3）食品構成表の作成

　私たちの食事は，"栄養素"を食するのではなく"食品"を摂食することで，体内に必要なエネ

表2－4　食品分類早見表（例）

分　類		食品名例
穀　類	米　類	米，もち，ビーフン，上新粉，白玉粉など
	小麦粉	小麦粉，パン，うどん（生・ゆで・乾），中華めん（生・ゆで・乾），マカロニ，スパゲティ，麩，生麩，パン粉など
	その他の穀類	日本そば（生・ゆで・乾），押麦，ライ麦粉など
いも類	じゃがいも	じゃがいも，フライドポテト，マッシュポテトなど
	その他のいも類	こんにゃく，しらたき，さつまいも，さといも，ながいも，春雨など
砂糖類		上白糖，三温糖，はちみつ，ジャム類，マーマレードなど
油脂類		オリーブ油，ごま油，コーン油，大豆油，調合油，ラード，バター，マーガリン，ドレッシング，マヨネーズ，ごま，落花生ほか種実類など
豆　類	大　豆	大豆（乾・ゆで），きな粉など
	大豆製品	ぶどう豆，豆腐，焼き豆腐，生揚げ，油揚げ，がんもどき，凍り豆腐，糸引納豆，おから，豆乳，湯葉，金山寺みそ，淡色辛みそ，赤色辛みそ，豆みそなど
	その他の豆類	あずき，いんげん豆，金時豆，うずら豆，そら豆など
魚介類	生もの	鮮魚および冷凍魚，貝類，えび類，かに類，いか類，たこ類，塩さば，塩さけ，あじ開き干し，しらす干し，ししゃも，水煮缶詰，油漬缶詰，たらこなど
	干　物	水分30％以下の干物，小魚佃煮，でんぶ，するめ，桜えび，煮干，かつお節など
	加工品	かまぼこ，ちくわ，はんぺん，さつま揚げ，魚肉ハム，魚肉ソーセージ，味付缶詰，かば焼き缶詰など
肉　類	精　肉	牛，豚，鶏，レバーなど
	加工品	コンビーフ，ハム，ベーコン，ソーセージ，焼き豚，ゼラチンなど
卵　類		鶏卵，うずら卵など
乳　類	乳	牛乳，加工乳など
	脱脂粉乳	脱脂粉乳
	乳製品	ヨーグルト，クリーム，チーズ，乳飲料など
緑黄色野菜類		あさつき，グリーンアスパラガス，さやいんげん，さやえんどう，オクラ，かぼちゃ，きょうな，こまつな，ししとうがらし，しそ，じゅうろくささげ，しゅんぎく，せり，チンゲンサイ，トマト（生・缶詰），とうがらし（葉・実），なばな，にら，にんじん，葉ねぎ，パセリ，ピーマン，ブロッコリー，ほうれんそう，みつば，モロヘイヤ，サラダ菜，サニーレタス，わけぎなど
その他の野菜類		うど，枝豆，アスパラガス水煮缶詰，かぶ，カリフラワー，かんぴょう，グリンピース，キャベツ，きゅうり，ごぼう，しょうが，セロリ，ぜんまい，だいこん，たけのこ，たまねぎ，レタス，とうがん，とうもろこし，なす，根深ねぎ，はくさい，れんこん，ふき，大豆もやし，ブラックマッペもやし，えのきたけ，なめこ，しいたけ（生・乾），切干しだいこん，かんぴょうなど
果実類		いちご，みかん，りんご，オレンジ，かき，すいか，バナナ，ぶどう，パインアップル，メロン，缶詰など
海藻類		のり，昆布，寒天およびその加工品，ひじき，もずく，わかめ（生・乾）など
野菜漬物類		たくあん，梅干し，福神漬，塩漬，ぬか漬，酢漬，かす漬，キムチ，ピクルスなど
菓子類		あられ，せんべい，まんじゅう，ケーキ，ドーナツ，あめなど

表2-5　実習期間中の純使用量（学内実習例）

その他のいも類							
使用年度	さつまいも	板こんにゃく	さといも（冷凍）	しらたき	ながいも	さといも	わらび粉
平成27年度	10.5kg	1.1kg	5.0kg	0.0kg	2.3kg	2.0kg	0.1kg
平成28年度	15.5kg	5.0kg	3.5kg	3.0kg	0.0kg	0.0kg	0.0kg
平成29年度	6.0kg	0.4kg	0.0kg	3.0kg	0.0kg	0.0kg	0.0kg
平成30年度	8.6kg	5.0kg	3.0kg	0.0kg	0.0kg	0.0kg	1.5kg
合　　計	40.6kg	11.5kg	11.5kg	6.0kg	2.3kg	2.0kg	1.6kg
比　　率	54%	15%	15%	8%	3%	3%	2%

＊重量は期間中に使用したその他のいも類の総重量に占める各食品の重量比から求める。

ルギーや栄養素が供給される。したがって，栄養素としてではなく，食品としてどのくらいの量を摂取することが必要であるかということを考えなければならない。

　食品構成とは，給与栄養目標量（1人1日または1食当たり）を，栄養バランスと対象者に与える満足感に配慮して，栄養素の類似する食品群ごとの使用量に置き換えて示したものである。すなわち，どのような食品や食品群を組み合わせ，どのくらい摂取すればよいかの目安を示すものである。食品群を構成する食品は多種多様であるので，食品の種類や量を考慮して，対象者が食事として適正に摂取できる内容になるような食事計画，献立作成をすることを心掛ける必要がある。

　各食品の食品構成を一覧表にまとめたものが**食品構成表**で，下記のような利点がある。

　①栄養バランスの取れた献立が立てやすい。

　②各食品群の食材料費に見合った献立が立てやすい（予算が立てやすい）。

　③使用食品の種類と使用量のムラや無駄がなくなる。

　④栄養価計算をしなくても，食品群ごとの目標摂取量を取ることで献立の栄養バランスの把握ができるため，献立作成業務の時間短縮を図ることができる。

　食品構成表の作成手順として，まず，先述の荷重（加重）平均栄養成分表の作成が必要となる。

　ここでは，学内実習における食品構成表の作成について記述する。学内実習では昼食1回の提供が一般的であるため，給与栄養目標量を満たす昼食1食分の食品構成表が必要となる。1食分の食品構成表を作成するときには，1日の食品構成表を作成し，それから1食分を検討する方法や，実習回数や実習期間などの一定期間での食品使用頻度等を考慮して，1食当たりの食品構成表を作成する方法などがあるため，その施設の状況にあった作成方法を取るとよい。

　また，対象者の特性や生活時間のスタイルなどによって相違する場合があるため，給与栄養目標量に基づいた食品構成の各食事への配分は，対象者の生活リズム等も考慮して設定する必要がある。

　次に，食品構成表の作成の手順を記述する。

　①栄養比率を決定する（表2-9）。施設における給与栄養目標量を満たすために，設定した給与栄養目標量の総エネルギー量をどのような比率で3大栄養素を構成するかについて，エネルギー産生栄養素バランス（飽和脂肪酸，アルコールを含む）をもとに決定する。

　②穀類エネルギー比率より穀類から摂取するエネルギー量を算出し，穀類の使用量を決定する。

表2−6　食品群別荷重平均成分表算出基礎表（％）（学内実習例）

穀類

米類	
精白米	98
白玉粉	2
小麦類	
薄力粉	58
パン粉・乾燥	23
プレミックス粉・ホットケーキ用	7
スパゲティ	5
しゅうまいの皮	4
観世麩	2
その他の穀類	
春雨・緑豆	88
コーンスターチ	9
コーンフレーク	3

いも類

じゃがいも	
じゃがいも	85
片栗粉	15
その他のいも類	
さつまいも	54
板こんにゃく	15
さといも（冷凍）	15
しらたき	8
ながいも	3
さといも	3
わらび粉	2

砂糖類

砂糖類	
上白糖	89
ざらめ糖	6
メープルシロップ	3
はちみつ	2

油脂類

油脂類	
ごま・煎り	36
調合油	34
バター・有塩	12
ごま油	11
バター・無塩	6
マーガリン・ソフト	1
バターピーナッツ	1
マヨネーズ	0
和風ドレッシング	0

豆類

大豆	
きな粉	62
大豆・ゆで	38
大豆製品	
木綿豆腐	58
生揚げ	16
米みそ・淡色辛みそ	7
おから	6
豆みそ	4
豆乳	4
絹ごし豆腐	1
油揚げ	1
その他の豆類	
つぶあん	100
ゆであずき缶詰	0
乾燥あずき	0

魚介類

生もの	
さけ	35
たら	21
しばえび	15
さわら	9
まいわし	7
めかじき	5
さんま	4
いか	3
あさり	1
干物	
しらす干し	86
干しえび	14
加工品	
かに風味かまぼこ	43
まぐろ油漬缶	16
まぐろ水煮缶	16
あさり水煮缶	14
帆立貝水煮缶	12

肉類

精肉	
若鶏もも皮つき	37
豚肉もも脂身つき	23
豚ひき肉	10
豚肉ロース脂身つき	10
鶏ひき肉	6
豚肉もも皮下脂肪なし	4
若鶏ささ身	3
若鶏もも皮なし	3
若鶏むね皮つき	3
豚肉ばら脂身つき	2
加工品	
ロースハム	48
ゼラチン	20
ベーコン	13
ウインナーソーセージ	12
焼き豚	8

卵類

卵類	
鶏卵	100

乳類

乳	
普通牛乳	100
脱脂粉乳	
脱脂粉乳	100
乳製品	
ヨーグルト	79
プロセスチーズ	7
ラクトアイス	6
ホイップクリーム・植物性脂肪	2
乳酸菌飲料	2
加糖練乳	1
パルメザンチーズ	1
クリームチーズ	1

緑黄色野菜類

緑黄色野菜類	
にんじん	17
こまつな	16
ブロッコリー	14
ほうれんそう	10
かぼちゃ・冷凍	8
トマト	6
ミニトマト	6
ピーマン	4
トマト缶	3
チンゲンサイ	3
さやいんげん	2
葉ねぎ	2
レタス・サラダ菜	2
だいこん葉	2
サニーレタス	1
かぼちゃ・生	1

その他の野菜類

その他の野菜類	
たまねぎ	21
キャベツ	14
だいこん	10
ブラックマッペもやし	10
きゅうり	8
えのきたけ	4
ぶなしめじ	4
スイートコーン缶詰ホール	3
ごぼう	3
レタス	3
ねぎ	3
かぶ	2
たけのこ	2
はくさい	2
れんこん	2
生しいたけ	1
スイートコーン缶詰クリームスタイル	1
しょうが	1
黄ピーマン	1
カリフラワー	1

果実類

果実類	
みかん缶詰	17
もも缶詰	9
りんご	9
パインアップル缶詰	9
キウイフルーツ	8
バナナ	7
アセロラ10%果汁飲料	7
レモン果汁	6
みかん濃縮還元ジュース	6
もも30%果汁入飲料	3
オレンジストレートジュース	3
いちごジャム低糖度	2
さくらんぼ缶詰	2
いちご	2
オレンジ濃縮還元ジュース	2
りんごストレートジュース	2
ココナッツミルク	2
グレープフルーツ濃縮還元ジュース	1
もも缶詰液汁	1
パインアップル生	1
干しぶどう	1

海藻類

海藻類	
カットわかめ	59
ひじき	32
寒天	9

漬物

漬物	
キムチ	71
ザーサイ	24
ゆかり	5

表2－7　食品群別荷重平均成分表の算出（学内実習例）

その他のいも類													
食品名	期間中総使用量（kg）	比率（%）	エネルギー（kcal）	たんぱく質（g）	脂質（g）	炭水化物（g）	ナトリウム（mg）	カルシウム（mg）	鉄（mg）	ビタミンA（μgRAE）	ビタミンB₁（mg）	ビタミンB₂（mg）	ビタミンC（mg）
さつまいも	40.6	54	71	0.6	0.1	17	2	22	0.4	0	0.06	0.02	16
板こんにゃく	11.5	15	1	0	T r	0.3	2	6	0.1	0	0	0	0
さといも（冷凍）	11.5	15	11	0.3	0	2.4	1	3	0.1	0	0.01	0	1
しらたき	6.0	8	1	0	T r	0.2	1	6	0	0	0	0	0
ながいも	2.3	3	2	0.1	0	0.4	0	1	0	0	0	0	0
さといも（生）	2.0	3	2	0	0	0.4	T r	0	0	0	0	0	0
わらび粉	1.6	2	7	0	0	1.6	0	1	0.1	0	0	0	0
計	75.5	100	95	1	0.1	22.3	6	39	0.7	0	0.07	0.02	17
荷重平均成分量		100 g	95	1	0.1	22.3	6	39	0.7	0	0.07	0.02	17

＊％＝gとして考える。

表2－8　食品群別荷重平均成分表（可食部100g当たり）（学内実習例）

		エネルギー（kcal）	たんぱく質（g）	脂質（g）	炭水化物（g）	ナトリウム（mg）	カルシウム（mg）	鉄（mg）	ビタミンA（μgRAE）	ビタミンB₁（mg）	ビタミンB₂（mg）	ビタミンC（mg）
穀類	米　類	356	6.1	0.9	77.2	1	5	0.8	0	0.08	0.02	0
	小麦類	363	10.1	3.1	70.9	135	30	0.9	1	0.13	0.04	0
	その他の穀類	381	7.8	3.1	83.6	830	1	0.9	20	0.03	0.02	0
いも類	じゃがいも	114	1.4	0.1	27.2	1	4	0.4	0	0.08	0.03	30
	その他のいも類	95	1.0	0.1	22.3	6	39	0.7	0	0.07	0.02	17
砂糖類		379	0.0	0.0	97.9	1	3	0.0	0	0.00	0.00	0
油脂類		779	7.7	80.5	6.9	97	435	3.6	129	0.18	0.09	0
豆類	大　豆	339	28.1	17.9	22.9	1	182	6.5	1	0.55	0.20	0
	大豆製品	101	7.8	5.7	4.2	524	130	1.7	0	0.06	0.04	0
	その他の豆類	244	5.6	0.6	54.0	56	19	1.5	0	0.02	0.03	0
魚介類	生もの	154	18.9	7.8	0.2	118	30	0.7	33	0.08	0.16	1
	干　物	221	43.9	3.6	0.4	2404	727	1.1	206	0.21	0.07	0
	加工品	136	17.5	4.9	5.1	310	81	6.7	22	0.01	0.08	1
肉類	精　肉	355	14.0	31.5	0.0	45	4	0.6	24	0.25	0.14	2
	加工品	119	15.4	4.2	4.5	536	71	5.9	19	0.01	0.07	1
鶏　卵		151	12.3	10.3	0.3	140	51	1.8	150	0.06	0.43	0
乳類	乳	67	3.3	3.8	4.8	41	110	0.0	39	0.04	0.15	1
	脱脂粉乳	359	34.0	1.0	53.3	570	1100	0.5	6	0.30	1.60	5
	乳製品	107	5.4	6.4	6.6	142	163	0.0	52	0.04	0.16	1
緑黄色野菜類		29	1.7	0.2	6.2	22	58	1.1	546	0.08	0.10	40
その他の野菜類		27	1.3	0.1	6.3	14	22	0.3	8	0.05	0.04	16
果実類		63	0.5	0.1	15.8	2	9	0.2	21	0.04	0.02	28
海藻類		126	14.0	2.8	42.8	6053	933	21.2	353	0.14	0.39	0
漬　物		40	2.7	0.3	7.1	2003	71	1.2	27	0.05	0.12	18

表2－9　栄養比率の目安

栄養比率	算出方法	成人（％エネルギー）	
		18〜29（歳）	30以上（歳）
穀類エネルギー比	［穀類エネルギー（kcal）／総エネルギー（kcal）］×100	50〜60	
たんぱく質エネルギー比（P比）	［たんぱく質（g）×4（Atwater係数）／総エネルギー（kcal）］×100	13〜20（16.5）	
脂質エネルギー比（F比）	［脂質（g）×9（Atwater係数）／総エネルギー（kcal）］×100	20〜30（25）	
炭水化物エネルギー比（C比）	100－（たんぱく質エネルギー比＋脂質エネルギー比）あるいは［糖質（g）×4（Atwater係数）／総エネルギー（kcal）］×100	50〜65（57.5）	
動物性たんぱく質比	動物性たんぱく質（g）／総たんぱく質（g）×100	40〜50	

表2－10　食費に対する各食材料費の割合（例）

構成別	主食	主菜	副菜	汁物	デザート類	調味料
食材料費比率	15%	35〜40%	15%	10%	10〜15%	10%

③動物性たんぱく質比率より，動物性食品からのたんぱく質量を算出し，動物性食品の使用量を決定する。脂質の構成成分である飽和脂肪酸など脂肪の質に配慮して，動物性食品群（魚介類，肉類，卵類，乳類）の構成を決定する。

④給与栄養目標量のたんぱく質から動物性たんぱく質量を差し引いて，植物性たんぱく質量を算出する。植物性たんぱく質量から②で決定した食品群のたんぱく質量を差し引き，穀類以外の植物性たんぱく質として大豆製品のたんぱく質量を算出し，大豆製品の使用量を決める。

⑤ビタミン，ミネラル，食物繊維の給与栄養目標量を満たすように，緑黄色野菜類（目安を120 gとする），そのほかの野菜類（目安を230 gとする），きのこ類，藻類，いも類，果実類，種実類の使用量を，健康日本21や食事バランスガイド，食生活指針などを参考に決定する。

⑥脂質の給与栄養目標量を満たすように，①〜⑤で決定した食品群のエネルギー量を差し引いて，油脂類の脂質量を算出し，油脂類の使用量を決定する。

⑦給与エネルギー目標量から①〜⑥で決定した食品群のエネルギー量を差し引き，砂糖類，調味料類のエネルギー量とし，その使用量を決定する。

⑧最後に総合計を出す。食品群別荷重（加重）平均食品成分表で栄養価計算を行い，給与栄養目標量と栄養比率との一致状況を確認。充足率の過不足が±10％以上の場合は調整する。

⑨食品構成表作成時には，食材料費が給食費の予算枠内にあるか確認する。検討方法は，前年度の使用実績から食品群別の平均単価を算出し，食品構成における純使用量に対する価格（廃棄率のある食品群は総使用量の価格）を算出して，予算額と比較する（表2－10）。

　給与栄養目標量，食品構成に基づき献立作成を行い，対象者に適正なエネルギーおよび栄養素量の食事（表2－11）を提供するが，これらの目標値は個人および集団における望ましい食事を作る

表2－11　食品構成表と栄養量（学内実習例）

		重量 (g)		エネルギー (kcal)	たんぱく質 (g)	脂質 (g)	炭水化物 (g)	ナトリウム (mg)	カルシウム (mg)	鉄 (mg)	ビタミンA (μgRAE)	ビタミンB₁ (mg)	ビタミンB₂ (mg)	ビタミンC (mg)
穀類	米　類	80	75	267	4.6	0.7	57.9	1	4	0.6	0	0.06	0.01	0
	小麦類		5	18	0.5	0.2	3.5	7	2	0.0	0	0.01	0.00	0
	その他の穀類		0	0	0.0	0.0	0.0	0	0	0.0	0	0.00	0.00	0
いも類	じゃがいも	20	10	11	0.1	0.0	2.7	0	0	0.0	0	0.01	0.00	3
	その他のいも類		10	10	0.1	0.0	2.2	1	4	0.1	0	0.01	0.00	2
砂糖類		8	8	30	0.0	0.0	7.8	0	0	0.0	0	0.00	0.00	0
油脂類		7	7	55	0.5	5.6	0.5	7	30	0.0	9	0.01	0.01	0
豆類	大　豆	17	1	3	0.3	0.2	0.2	0	2	0.1	0	0.01	0.00	0
	大豆製品		15	15	1.2	0.9	0.6	79	19	0.2	0	0.01	0.01	0
	その他の豆類		1	2	0.1	0.0	0.5	1	0	0.0	0	0.00	0.00	0
魚介類	生もの	25	22	34	4.2	1.7	0.0	26	7	0.1	7	0.02	0.04	0
	干　物		1	2	0.4	0.0	0.0	24	7	0.0	2	0.00	0.00	0
	加工品		2	2	0.3	0.1	0.1	11	1	0.1	0	0.00	0.00	0
肉類	精　肉	25	17	60	2.4	5.4	0.0	8	1	0.1	4	0.04	0.02	0
	加工品		8	21	2.4	1.3	0.1	64	1	0.0	0	0.04	0.01	0
鶏　卵		10	10	15	1.2	1.0	0.0	14	5	0.2	15	0.01	0.04	0
乳類	乳	50	40	27	1.3	1.5	1.9	16	44	0.0	16	0.01	0.06	0
	脱脂粉乳	0	0	0	0.0	0.0	0.0	0	0	0.0	0	0.00	0.00	0
	乳製品		10	11	0.5	0.6	0.7	14	16	0.0	5	0.00	0.02	0
緑黄色野菜類		150	50	15	0.9	0.1	3.1	11	29	0.6	273	0.04	0.05	20
その他の野菜類			100	27	1.3	0.1	6.3	14	22	0.3	8	0.05	0.04	16
果実類		40	40	25	0.2	0.0	6.3	1	4	0.1	8	0.01	0.01	11
海藻類		8	8	10	1.1	0.2	3.4	484	75	1.7	28	0.01	0.03	0
漬　物		0	0	0	0.0	0.0	0.0	0	0	0.0	0	0.00	0.00	0
栄養量合計				660	23.6	19.6	97.8	783	273	4.2	375	0.36	0.35	52
調味料類				15	0.4	0.4	1.5	491	2	0.1	1	0.00	0.00	0
調理加工食品類				0	0.0	0.0	0.0	0	0	0.0	0	0.00	0.00	0
その他				2	0.1	0.0	0.5	0	0	0.0	0	0.82	0.03	0
合　計				17	0.5	0.4	2.0	491	2	0.1	1	0.82	0.03	0
総合計				677	24.1	20.0	99.8	1274	275	4.3	376	1.18	0.38	52

ための参考値であるため，摂食状況や生活状況等に応じて設定値を柔軟に考慮する必要がある。

　上記の作成手順を用いた具体例と，その結果である食品群別使用量を表2－12，13に示す。

📝 3　献立計画立案

　給食施設における献立は，喫食者の特徴や嗜好を考慮した上で，目的にそった給食となるように，給与栄養目標量や食品構成，施設・設備，調理従事者の人数および能力，原材料費など様々な条件に配慮する必要がある。また，提供施設での給食の位置づけを考慮し，行事食や旬の食材を取り入れたり，季節を感じられるような工夫や，使用する食材や料理，味付けに変化をつけ，給食が喫食者の楽しみとなるような配慮も必要である。

　献立を立てるにあたり，1食分ずつ考える前に，まず**年間計画**を立て，次に1週間や1ヶ月などある程度の期間の概要を決めてから，1食分の調整をしていく。そうすることで，使用する食材や

表2-12　食品構成基準の作成手順：過去の実績と食品群別使用量の算出方法（学内実習例）

給与栄養目標量	昼食1食あたり：エネルギー700kcal・たんぱく質26.3g（たんぱく質エネルギー比15％）
献立作成期間	10日間を1サイクルとした場合
献立内容	主食（米：パン：めん＝6：2：2），主菜（魚：肉：卵＝4：4：2）
料理形態	和食：洋食：中華食
手順①栄養比率	穀類エネルギー比55％・動物性たんぱく質比45％・脂質エネルギー比25％
手順②穀　類	穀類エネルギー比（55％）から穀類の純使用量を算出する 　700kcal×55／100＝385kcal・・・穀類の純使用量 穀類の純使用量を10日間（米6回，パン2回，めん2回）で配分する 　米　：385kcal×6/10＝231kcal　100：X＝356：231　X＝64.8≒65g 　パン：385kcal×2/10＝77kcal　100：X＝363：77　X＝21.2≒21g 　めん：385kcal×2/10＝77kcal　100：X＝363：77　X＝21.2≒21g
手順③ 動物性食品	動物性たんぱく質比（45％）から動物性食品の純使用量を算出する 　26.3g×45/100＝11.8≒12g 動物性食品の純使用量のうち，乳類（1日200gの35％とする）の純使用量70gからたんぱく質量を算出する 　200g×35/100＝70g　100g：70g＝たんぱく質3.3g（表2-8より）：Xg　X＝2.3≒2g 動物性たんぱく質量12gから乳類（牛乳）2gを差し引く 残り10gを10日間，魚4回，肉4回，卵2回で配分し，それぞれのたんぱく質量を算出する 　例：魚介類の使用回数・・生もの：干物：加工品＝8：1：1 　　　肉類の使用回数・・・精肉：加工品＝7：3　とする 　魚：10g×4/10＝4.0g　100g：X＝たんぱく質21.3（表2-8より）：4.0　X＝18.8≒19g 　肉：10g×4/10＝4.0g　100g：X＝たんぱく質14.4（表2-8より）：4.0　X＝27.8≒28g 　卵：10g×2/10＝2.0g　100g：X＝たんぱく質12.3（表2-8より）：2.0　X＝16.2≒16g
手順④ 植物性食品	過去の使用実績から植物性食品の純使用量を算出する 1日の昼食配分を35％（目安）とする 　緑黄色野菜類　　　：130g×35/100＝45.5≒46g 　その他の野菜類　　：220g×35/100＝77.0≒77g 　果実類　　　　　　：150g×35/100＝52.5≒53g 　豆類　　　　　　　：60g×35/100＝21.0≒21g 　大豆製品（みそ）　：10g×35/100＝3.5≒4g 　いも類　　　　　　：70g×35/100＝24.5≒25g 　海藻類　　　　　　：3g×35/100＝1.1≒1g
手順⑤砂糖類	過去の実績から求める。砂糖類の純使用量を算出する 　砂糖類：15g×35/100＝5.3≒5g
手順⑥ エネルギー	これまでの穀類，動物性食品，植物性食品，砂糖類の使用量から食品群別荷重平均成分値を用いて栄養量を算出し，合計値を求める（エネルギー合計値：676kcal）
手順⑦油脂類	1）給与栄養目標量700kcalとの差から残りのエネルギーを算出する 　残りのエネルギー量と脂質目標量の不足分から油脂類の純使用量を求める 　残りのエネルギー：700kcal－676kcal＝24kcal 　油脂類：100g：X＝779：24kcal＝3.0≒3g 2）次に給与栄養目標量の脂質エネルギー比（25％）から，油脂類の純使用量を求める 　700kcal×25/100＝175kcal 　油脂類：175kcal÷9kcal＝19.4g　19.4－12.8（脂質の合計値）＝6.6g 上記1）2）から検討すると，3〜7gの範囲で決定する
手順⑧ 栄養価計算	各食品群別使用量の栄養価を食品群別荷重平均栄養成分値から栄養価を算出して合計を求める 給与栄養目標量，栄養比率との一致状況を確認し，過不足が大きい場合（±10％以上）は調整する

表2-13　食品群別使用量（まとめ）

食品群	使用量	食品群	使用量	食品群	使用量	食品群	使用量
米	65g	魚介類	19g	その他の野菜類	77g	いも類	25g
パン類	21g	肉　類	28g	果実類	53g	海藻類	1g
めん類	21g	卵　類	16g	豆　類	21g	砂糖類	5g
乳　類	70g	緑黄色野菜類	46g	大豆製品（みそ）	4g	油脂類	5g

料理，味付けなどが重複することなく，変化に富んだ献立を作成しやすくなる。

　年間計画では，月ごとの行事や季節に合わせて使用したい食材などを大まかに決める。**行事食**は日々の給食に変化をつけるだけでなく，喫食者にとっては季節を感じられる重要な要素ともなるため，施設や喫食者の特徴，地域性などを考慮し，普段の給食とは少し違う特別な感じを演出できるような献立にするとよい。また，行事食には普段の給食よりも食材費などを多く使用できるよう予算を組んでいる施設も多い。表2−14に一般的な年間行事とそれに対応する代表的な料理を示す。

　次に，同じような料理や食材，味付けが続かず，変化に富む献立となるよう，1週間や1ヶ月など一定期間の**期間献立**の概要を決める。サイクルメニューを取り入れている施設の場合は1サイクルの期間を単位とし，そうでない場合は1週間，10日間，1ヶ月等を単位とすると考えやすい。

　献立を立てる際は栄養価ばかりにとらわれず，食事としておいしいか，喫食者を満足させられる見た目や量，味付けであるかを十分に考え，1食または1日ごとに極端な過不足がなければ，単位となる期間内で給与栄養目標量や食品構成表に合わせるように考えるとよい。また，主菜で使用する肉や魚の重量，1食分または1日分の野菜の量の目安を決めておくと，献立を考えやすくなる。

　ここからは，1週間（5日間）の昼食の献立を例にあげながら，献立を立てる手順を説明していく。まず，食品構成表に基づいて期間献立を考える手順を次に示す（表2−15, 16, 17）。

　①期間内に行事食を入れる場合は，その日を決める（1）。

　②和食・洋食・中華料理などの料理の種類，調理方法を決める（1）。

　③主食を決める（1）。

　④主菜へのたんぱく質源の配分を決める（2）。

　⑤主菜以外へのたんぱく質源の配分を決める（2）。

　⑥主菜の料理を決める（3）。

表2−14　年間計画（行事食予定）

月	行事名	料理名	月	行事名	料理名
1月	正月 七草 鏡開き	お節料理，雑煮 七草粥 鏡餅入り小豆汁粉	7月	七夕 土用の丑	そうめん うなぎ料理
2月	節分 初午	いわし料理，巻き寿司，炒り大豆 いなり寿司	8月	お盆 夏祭り	そうめん，精進料理 焼きそば，カレーライス
3月	桃の節句 彼岸	ちらし寿司，はまぐりのすまし汁，桜餅 ぼた餅	9月	重陽の節句 彼岸 お月見 敬老の日	菊 おはぎ くりごはん，さといも，月見団子 祝い膳
4月	お花見 入学式	お花見弁当，花見団子 祝い膳	10月	体育の日	行楽弁当
5月	端午の節句 母の日	柏餅，ちまき 祝い膳	11月	紅葉狩り 収穫祭・秋祭り	竜田揚げ，行楽弁当 赤飯，あん餅
6月	夏越の祓え 父の日	水無月 祝い膳	12月	冬至 クリスマス 年越し	かぼちゃ，小豆粥 鶏肉料理，ケーキ 年越しそば
			毎月	誕生日	祝い膳

表2−15　期間献立を考える手順（1）

考える手順	月	火	水	木	金
①行事食の日を決める		冬至			
②料理の種類，調理法を決める	中華	和食	洋食	和食	洋食
	炒め物	焼き物	煮物	揚げ物	焼き物
③主食を決める	ご飯	ご飯	味ご飯	ご飯	ご飯

表2−16　期間献立を考える手順（2）

考える手順		月	火	水	木	金
④主菜へのたんぱく質源の配分を決める	主菜	肉類　　45g 大豆製品　30g	魚介類　　70g	肉類　　　40g 肉加工品　20g 牛乳　　　110g	魚介　　40g 大豆製品　45g	鶏卵　　　50g 肉加工品　10g 乳製品　　5g
⑤主菜以外へのたんぱく質源の配分を決める	主食					
	副菜／汁	肉加工品　10g		魚介干物　5g		魚介加工品 10g
	デザート	乳製品　　45g				大豆　　　5g 牛乳　　　90g
⑦いも類，その他の豆類，果実類，海藻類の配分を決める	じゃがいも					20g
	その他のいも類	10g	20g		40g	
	その他の豆類		5g			
	果実類	50g	60g	50g	40g	
	海藻類				40g	

表2−17　期間献立を考える手順（3）

考える手順	月	火	水	木	金
⑥主菜の料理を決める	家常豆腐	ぶりの幽庵焼	クリームシチュー	えびと豆腐の揚げだし	スパニッシュオムレツ
	豚肉　　　45g 厚揚げ　　30g	ぶり　　　70g	鶏もも　　40g ソーセージ 20g 牛乳　　　110g じゃがいも 20g	えび　　　40g 豆腐　　　45g	鶏卵　　　50g ベーコン　10g チーズ　　5g じゃがいも 20g
⑧主菜以外の料理を決める	ご飯	ご飯	コーンライス	ご飯	ご飯
	春雨サラダ	いとこ煮	サラダ	しゅんぎくと焼しいたけのごま和え	サラダ
	ハム　　　10g 春雨　　　10g	小豆　　　5g	しらす干し　5g		ツナ缶　　10g
		だいこんなます	きのこのマリネ	もずくときゅうりの酢の物	
				もずく　　40g	
	中華スープ	みそ汁		みそ汁	コンソメスープ
		こんにゃく 20g		さつまいも 20g	
	フルーツヨーグルト	焼きりんご	キウイフルーツ	オレンジゼリー	きなこミルクプリン
	ヨーグルト 45g ミックスフルーツ缶 50g	りんご　　60g	キウイフルーツ 50g	オレンジ　40g	牛乳　　　90g きな粉　　5g

⑦いも類，その他の豆類，果実類，海藻類などの配分を決める（2）。

⑧同じような味付けや食材が続かないよう，また彩りや量感などにも配慮しながら副菜，汁物，デザート等を決める（3）。

ここまで決めたことを食品構成表にあてはめると，表2-18のようになる。

📝 4　献立表の作成

1）予定献立表の作成

　期間の献立計画案ができたら，野菜や調味料等も偏りがないよう配慮しながら献立を作成する。献立表には料理名，使用食材，調味料などすべてを記載する。**予定献立表**は栄養計算をするためだけのものではなく，発注や作業計画をたてるための資料となるので，食品の形態や調理方法がわかるように記載することを心掛ける。また，給食提供はこの予定献立表に基づいて実施されるが，実施の際に変更があった場合は赤字で訂正し，実施後は**実施献立**として保管する（表2-19，20）。

表2-18　期間献立作成手順

		重　量		月	火	水	木	金	平　均
穀類	米　類	80g	75g						0g
	小麦類		5g						0g
	その他の穀類		0g						0g
いも類	じゃがいも	20g	10g			30g		20g	10g
	その他のいも類		10g	10g	20g		20g		10g
砂糖類		8g	8g						0g
油脂類		7g	7g						0g
豆類	大　豆	17g	1g					5g	1g
	大豆製品		15g	30g			45g		15g
	その他の豆類		1g		5g				1g
魚介類	生もの	25g	22g		70g		40g		22g
	干　物		1g			5g			1g
	加工品		2g					10g	2g
肉類	精　肉	25g	17g	45g		40g			17g
	加工品		8g	10g		20g		10g	8g
鶏　卵		10g	10g					50g	10g
乳類	乳	50g	40g			110g		90g	40g
	脱脂粉乳		0g						0g
	乳製品		10g	45g				5g	10g
緑黄色野菜類		150g	50g						0g
その他の野菜類			100g						0g
果実類		40g	40g	50g	60g	50g	40g		40g
海藻類		8g	8g				40g		8g
漬　物		0g	0g						0g

2）栄養の評価

　献立の栄養評価は，栄養バランスの適正を判断するため主にたんぱく質エネルギー比，脂肪エネルギー比，炭水化物エネルギー比，穀物エネルギー比，動物性たんぱく質比，飽和脂肪酸エネルギー比の6つの栄養比率を用いて行う。目標量を表2－21に示すが，1食ごとに目標量に合わせることは難しいため，1日あるいは一定期間で調整する。また，喫食者の嗜好も考慮すると，昼食や夕食で穀物エネルギー比および動物性たんぱく質比を目標量内に収めることは難しいが，いずれもなるべく50％に近くなるよう調整する。表2－22の献立を例に栄養比率の求め方を次に示す。

たんぱく質エネルギー比：

　　総エネルギー量のうち，たんぱく質から摂取するエネルギー量の比率を求める。なお，たんぱく質1gは4kcal。

　　・たんぱく質エネルギー比（％）＝たんぱく質量（g）×4÷総エネルギー量（kcal）×100

　　　例）20.8（g）×4÷593（kcal）×100＝14.0（％）

表2－19　1週間の食品構成

		重量	月	火	水	木	金	平均
穀類	米類	80g	75g	75g	75g	75g	75g	75g
	小麦類		5g			10g	6g	10g	5g
	その他の穀類		0g						0g
いも類	じゃがいも	20g	10g			30g		20g	10g
	その他のいも類		10g	12g	20g		20g		10g
砂糖類		8g	8g	4g	14g		12g	9g	8g
油脂類		7g	7g	4g	5g	8.5g	12g	8g	7g
豆類	大豆	17g	1g					5g	1g
	大豆製品		15g	30g			45g		15g
	その他の豆類		1g		5g				1g
魚介類	生もの	25g	22g		70g		40g		22g
	干物		1g			5g			1g
	加工品		2g					10g	2g
肉類	精肉	25g	17g	45g		40g			17g
	加工品		8g	10g		20g		10g	8g
鶏卵		10g	10g					50g	10g
乳類	乳	50g	40g		110g		90g	40g
	脱脂粉乳		0g						0g
	乳製品		10g	45g				5g	10g
緑黄色野菜類		150g	50g	50g	70g	80g	40g	60g	60g
その他の野菜類			100g	111g	95g	151g	103g	90g	110g
果実類		40g	40g	50g	62g	50g	41g		40g
海藻類		8g	8g				40g		8g
漬物		0g	0g						0g

表2-20 1週間の予定献立

（月）

区分	料理名	食品名	使用量
主食	白飯	精白米/水稲	75
主菜	家常豆腐	豚もも皮下脂肪なし	45
		生揚げ	30
		キャベツ	40
		青ピーマン	10
		にんじん	10
		根深ねぎ	10
		にんにく	1
		トウバンジャン	4
		調合油	3
		鶏ガラスープの素(固形コンソメ)	0.5
		水	30
		こいくちしょうゆ	1
		じゃがいもでん粉	2
		水	4
副菜	春雨サラダ	(乾)はるさめ/普通	10
		ハム/ロース	10
		ブラックマッペもやし	30
		きゅうり	20
		米酢	10
		上白糖	5
		こいくちしょうゆ	2
		ごま油	1
汁物	青梗菜としめじのスープ	チンゲンサイ	30
		ぶなしめじ	10
		鶏ガラスープの素(固形コンソメ)	1.8
		水	150
		食塩	0.1
		こしょう/混合	0.01
デザート	フルーツヨーグルト	もも缶詰/黄色種	20
		パイナップル缶詰	20
		みかん缶詰	10
		ヨーグルト/全脂無糖	45
		上白糖	2

エネルギー：580kcal／たんぱく質：24.1g／脂質：14.1g／食塩相当量：3.0g

（火）

区分	料理名	食品名	使用量
主食	白飯	精白米/水稲	75
主菜	ぶりの幽庵焼き	ぶり/切り身	70
		こいくちしょうゆ	5
		本みりん	5
		ゆず果汁	0.5
		ゆず果皮	0.5
	(付) 焼きねぎ	根深ねぎ	15
		食塩	0.2
副菜	いとこ煮	かぼちゃ/西洋	60
		(乾)あずき/全粒	5
		かつお昆布だし	30
		こいくちしょうゆ	2.5
		食塩	0.1
		上白糖	6
	だいこんとにんじんのなます	だいこん	60
		にんじん	10
		かつお昆布だし	0.35
		米酢	6
		上白糖	4
		食塩	2
汁物	はくさいとこんにゃくのみそ汁	はくさい	20
		板こんにゃく/精粉こんにゃく	20
		かつお昆布だし	150
		米みそ/淡色辛みそ	8
デザート	焼きりんご	りんご	60
		無塩バター	5
		上白糖	6
		シナモン/粉	0.3

エネルギー：658kcal／たんぱく質：24.8g／脂質：18.2g／食塩相当量：3.2g

（水）

区分	料理名	食品名	使用量
主食	コーンライス	精白米/水稲	70
		スイートコーン缶詰/ホールカーネルスタイル	10
		固形コンソメ	0.3
		食塩	0.3
主菜	クリームシチュー	若鶏もも/皮なし	40
		ソーセージ/ウインナー	20
		たまねぎ	70
		にんじん	30
		じゃがいも	1
		調合油	0.2
		食塩	0.01
		固形コンソメ	1
		水	70
		ソフトタイプマーガリン	3
		薄力粉	10
		普通牛乳	110
		ブロッコリー	20
副菜	かぶと水菜のサラダ	かぶ/根	40
		食塩	0.2
		みずな	10
		ミニトマト	20
		しらす干し/半乾燥品	5
		こいくちしょうゆ	5
		かつお昆布だし	2.5
副菜	きのこのマリネ	しめじ/ぶなしめじ	10
		ひらたけ/エリンギ	10
		にんにく	1
		オリーブ油	0.5
		食塩	0.2
		米酢	10
		(乾)とうがらし	3
		ぶどう酒/白	0.1
デザート	キウイフルーツ	キウイフルーツ	50

エネルギー：654kcal／たんぱく質：25.8g／脂質：21.7g／食塩相当量：3.2g

（木）

区分	料理名	食品名	使用量
主食	白飯	精白米/水稲	75
主菜	えびと豆腐の揚げだし	ブラックタイガー/養殖	40
		清酒/上撰	2
		絹ごし豆腐	45
		薄力粉	6
		調合油	9
	(付) だいこんおろし	だいこん	40
	(付) だし	かつお昆布だし	45
		こいくちしょうゆ	6
		本みりん	3.5
副菜	春菊と焼きしいたけのごま和え	しゅんぎく	40
		生しいたけ	20
		あたりごま/ごま(いり)	3
		こいくちしょうゆ	3
		上白糖	2.1
副菜	もずくときゅうりの酢の物	もずく/塩蔵/塩抜き	40
		きゅうり	20
		食塩	0.1
		しょうが	3
		米酢	4
		うすくちしょうゆ	3
		上白糖	2
汁物	さつまいもと根深ねぎのみそ汁	さつまいも	20
		根深ねぎ	20
		かつお昆布だし	150
		米みそ/淡色辛みそ	8
デザート	オレンジゼリー	オレンジジュース/バレンシア	40
		粉寒天	0.4
		水	90
		上白糖	8
		レモン果汁	1

エネルギー：593kcal／たんぱく質：20.8g／脂質：14.0g／食塩相当量：3.4g

（金）

区分	料理名	食品名	使用量
主食	白飯	精白米/水稲	75
主菜	スパニッシュオムレツ	鶏卵/全卵	50
		ベーコン/ベーコン	10
		じゃがいも	20
		根深ねぎ	10
		青ピーマン	5
		ナチュラルチーズ/パルメザン	5
		食塩	0.5
		こしょう/混合	0.01
	(付) サラダ菜	レタス/サラダ菜	5
	(付) ミニトマト	ミニトマト	40 (2個)
副菜	マカロニサラダ	(乾)マカロニ	10
		きゅうり	20
		たまねぎ	10
		にんじん	10
		ツナ缶詰水煮	8
		マヨネーズ/卵黄型	8
		食塩	0.2
		こしょう/混合	0.02
汁物	キャベツとコーンのスープ	キャベツ	40
		スイートコーン缶詰/ホールカーネルスタイル	10
		固形コンソメ	2
		食塩	0.01
		水	150
デザート	きなこ蒸しプリン	普通牛乳	90
		上白糖	6
		ゼラチン	1
		きな粉/全粒大豆	20
		上白糖	5
		水	3

エネルギー：662kcal／たんぱく質：25.5g／脂質：22.7g／食塩相当量：2.5g

単位（g）

脂肪エネルギー比：

総エネルギー量のうち，脂質から摂取するエネルギー量の比率を求める。なお，脂質1gは9 kcal。

・脂肪エネルギー比（%）=脂質量（g）× 9 ÷総エネルギー量（kcal）×100

例）14.0（g）× 9 ÷593（kcal）×100 = 21.2（%）

炭水化物エネルギー比：

総エネルギー量のうち，炭水化物から摂取するエネルギー量の比率を求める。なお，炭水化物1gは4 kcal。

・炭水化物エネルギー比（%）=炭水化物量（g）× 4 ÷総エネルギー量（kcal）×100

または

表2-21　栄養比率の目標量（18～29歳）

たんぱく質エネルギー比	13～20%
脂肪エネルギー比	20～30%
炭水化物エネルギー比	50～65%
穀物エネルギー比	50～60%
動物性たんぱく質比	40～50%
飽和脂肪酸エネルギー比	7％以下

表2-22　予定献立表サンプル

料理名	食品名	重量（g）	エネルギー（kcal）	たんぱく質（g）	脂質（g）	飽和脂肪酸（g）	食塩相当量（g）
白飯	こめ / 水稲穀粒 / 精白米	75.0	257	4.6	0.7	0.22	0.0
えびと豆腐の揚げだし	ブラックタイガー / 養殖，生	40.0	31	7.4	0.1	0.02	0.2
	清酒 / 上撰	2.0	2	0.0	0.0	0.00	0.0
	絹ごし豆腐	45.0	25	2.4	1.6	0.26	0.0
	薄力粉 / 1等	6.0	21	0.5	0.1	0.02	0.0
	調合油	9.0	80	0.0	9.0	0.99	0.0
（付）だいこんおろし	だいこん / 根，皮むき，生	40.0	6	0.2	0.0	0.00	0.0
（付）だし	かつお昆布だし	45.0	1	0.1	0.0	0.00	0.0
	こいくちしょうゆ	6.0	5	0.5	0.0	0.01	0.9
	みりん / 本みりん	3.5	8	0.0	0.0	0.00	0.0
春菊と焼きしいたけのごま和え	しゅんぎく / 葉，生	40.0	8	0.9	0.1	0.01	0.1
	しいたけ / 生	20.0	5	0.6	0.1	0.01	0.0
	ごま / いり	3.0	18	0.6	1.6	0.23	0.0
	こいくちしょうゆ	3.0	2	0.2	0.0	0.00	0.4
	車糖 / 上白糖	2.1	8	0.0	0.0	0.00	0.0
もずくときゅうりの酢の物	もずく / 塩蔵 / 塩抜き	40.0	2	0.1	0.0	0.01	0.1
	きゅうり / 生	20.0	3	0.2	0.0	0.00	0.0
	食塩	0.1	0	0.0	0.0	0.00	0.1
	しょうが / 根茎，生	3.0	1	0.0	0.0	0.00	0.0
	米酢	4.0	2	0.0	0.0	0.00	0.0
	うすくちしょうゆ	3.0	2	0.2	0.0	0.00	0.5
	車糖 / 上白糖	2.0	8	0.0	0.0	0.00	0.0
さつまいもとねぎのみそ汁	さつまいも / 生	20.0	25	0.2	0.0	0.01	0.0
	根深ねぎ / 生	20.0	7	0.3	0.0	0.00	0.0
	かつお昆布だし	150.0	3	0.5	0.0	0.00	0.2
	米みそ / 淡色辛みそ	8.0	15	1.0	0.5	0.08	1.0
オレンジゼリー	バレンシアオレンジ / 砂じょう，生	40.0	17	0.4	0.0	0.00	0.0
	粉寒天	0.4	1	0.0	0.0	0.00	0.0
	水		0	0.0	0.0	0.00	0.0
	車糖 / 上白糖	8.0	31	0.0	0.0	0.00	0.0
	レモン / 果汁，生	1.0	0	0.0	0.0	0.00	0.0
合計			593	20.8	14.0	1.86	3.4

・炭水化物エネルギー比（%）＝100（%）−たんぱく質エネルギー比（%）−脂質エネルギー比（%）

例）100−14.0−21.2＝64.8（%）

穀物エネルギー比：

総エネルギー量のうち，穀物から摂取するエネルギー量の比率を求める。

・穀物エネルギー比（%）＝穀物から摂取するエネルギー量（kcal）÷総エネルギー量（kcal）×100

例）表2−22の献立での穀物は，精白米（257kcal）と薄力粉（21kcal）

{257（kcal）＋21（kcal）}÷593（kcal）×100＝46.9（%）

動物性たんぱく質比：

総たんぱく質量のうち，動物性たんぱく質が占める比率を求める。

・動物性たんぱく質比（%）＝動物性たんぱく質量（g）÷総たんぱく質量（g）×100

例）表2−22の献立での動物性たんぱく質は，ブラックタイガーのたんぱく質（7.4g）

7.4（g）÷20.8（g）×100＝35.6（%）

飽和脂肪酸エネルギー比：

総エネルギー量のうち，飽和脂肪酸から摂取するエネルギー量の比率を求める。なお，脂肪酸1gは約9kcal。

・飽和脂肪酸エネルギー比（%）＝飽和脂肪酸量（g）×9÷総エネルギー量（kcal）×100

例）1.86（g）×9÷593（kcal）×100＝2.8（%）

表2−20に示した1週間の予定献立の栄養評価は，表2−23のようになる。

3）レシピの作成

レシピは**作業指示書**，**作業工程表**ともいい，予定献立表に基づいて調理する際のより詳細な指示書となる。施設によってその書式は様々だが，食材の使用量，食材の切り方，使用器具，調理の温度や時間，盛り付ける器や盛り付け方などを記載する。表2−20の木曜日をもとに，作業指示書の例を表2−24に示す。

表2−23　1週間の栄養評価（栄養比率）

	月	火	水	木	金	合計
たんぱく質エネルギー比	16.6%	15.1%	15.8%	14.0%	15.4%	15.4%
脂肪エネルギー比	21.9%	24.9%	29.9%	21.2%	30.9%	25.9%
炭水化物エネルギー比	61.5%	60.0%	54.3%	64.8%	53.7%	58.7%
穀物エネルギー比	44.3%	39.1%	41.9%	46.9%	44.1%	43.2%
動物性たんぱく質比	54.8%	60.5%	46.1%	35.6%	67.4%	51.9%
飽和脂肪酸エネルギー比	5.4%	8.3%	10.1%	2.8%	10.1%	7.6%

○月　○日（木）

表2－24　作業指示書（例）

料理名	食品名	1人分 純使用量(g)	廃棄率(%)	100人分 純使用量(kg)	総使用量(kg)	作業指示
白飯	米・精白米（水稲）	75	0	7.5	7.5	〈白飯〉 ①洗米する。 ②ざるにあげ、30分間水切りする。 ③分量の水に30分間浸水する。 ④炊飯器で炊飯し、炊きあがったらライスウォーマーに移す。
	水	97.5	0	9.75	9.75	
えびと豆腐の揚げだし	ブラックタイガー・養殖一生	40（2尾）	15	4.0（200尾）	4.7（200尾）	〈えびと豆腐の揚げだし〉 ①えびは殻をむく。尾を包丁でしごき水を出し、腹側に切れ目を入れる。 ②えびに酒をふり、10分ほどおく。 ③豆腐を1/8に切り、斜めにしたまな板の上に30分ほど置いて水気を切る。 ④えびと豆腐に薄力粉をまぶし、えびは180℃、豆腐は160℃の油で揚げる。 ⑤だいこんを次亜塩素酸ナトリウムで消毒する。（200mg/Lで5分） ⑥だいこんの皮をむき、フードプロセッサーでおろす。 ⑦おろしただいこんはざるにあげて水気を切る。 ⑧かつお昆布だし、しょうゆ、みりんを鍋に入れて煮立たせ、だしを作る。 ⑨主菜用の鉢に豆腐を2切れづつ盛り付け、手前にえびを2尾盛り付ける。豆腐の上ににだいこんおろしをのせ、だしを張る。
	清酒／上撰	2	0	0.20	0.20	
	絹ごし豆腐	45（2/8丁）	0	4.5（25丁）	4.5（25丁）	
	薄力粉・1等 （食材に対して7%）	6	0	0.60	0.60	
	調合油	9	0	0.9	0.9	
(付)だしにだいこんおろし	だいこん・根,皮むき一生	40	15	4.0	4.7	
(付)だし	かつお昆布だし	45	0	4.5	4.5	
	こいくちしょうゆ （だし汁の塩分1.9%）	6	0	0.60	0.60	
	みりん・本みりん （だし汁の糖分2.6%）	3.5	0	0.35	0.35	
春菊と焼きしいたけのごま和え	しゅんぎく・葉一生	40	1	4.0	4.0	〈春菊と焼きしいたけのごま和え〉 ①春菊を3cmくらいの長さに切り、よく洗う。 ②鍋にたっぷりの湯を沸かして春菊を茹でる。冷水にとり、しっかりと絞る。 ③生しいたけは石づきをのぞき、傘と軸に分けて230℃のオーブンで10分間焼く。 ④焼いたしいたけを2～3mm幅にスライスする。軸も同様。 ⑤あたりごまとしょうゆ、砂糖を合わせて和え衣を作る。 ⑥春菊、しいたけを合わせて、和え衣で調味する。 ⑦小鉢に中高に盛り付ける。
	生しいたけ一生	20	25	2.0	2.7	
	ごま一いり	3	0	0.30	0.30	
	こいくちしょうゆ （食材の塩分0.7%）	3	0	0.30	0.30	
	車糖・上白糖 （食材の糖分3.5%）	2.1	0	0.21	0.21	

献立名	食品名				
もずくときゅうり の酢の物	もずく・塩蔵―塩抜き	40	0	4.0	4.0
	きゅうり―生	20	2	2.0	2.0
	食塩（きゅうりに対し0.5%）	0.1	0	0.01	0.01
	しょうが・根茎―生	3	20	0.30	0.38
	米酢（食材に対し7%）	4	0	0.40	0.40
	うすくちしょうゆ（食材の塩分0.8%）	3	0	0.30	0.30
	車糖・上白糖（食材の糖分3.3%）	2	0	0.20	0.20
さつまいもとねぎ のみそ汁	さつまいも―生	20	2	2.0	2.04
	根深ねぎ	20	40	2.0	3.33
	かつお昆布だし（水に対し0.4%）	150	0	15.0	15.0
	米みそ・淡色辛みそ（だし汁の塩分0.7%）	8	0	0.80	0.80
オレンジゼリー	オレンジ・バレンシア―生 砂じょう―生	40	40	4.0	6.7
	粉寒天（水に対し0.4%）	0.4	0	0.04	0.04
	水	90	0	9.0	9.0
	車糖・上白糖（水に対し8.9%）	8	0	0.80	0.80
	レモン・果汁―生	1	0	0.10	0.10
だし	かつお昆布だし	195	0	19.5	19.5
	①かつお節（水に対し1%）	1.95	0	0.20	0.20
	①昆布（水に対し1%）	1.95	0	0.20	0.20

〈もずくときゅうりの酢の物〉
①もずくをざるに入れ、2〜3回水洗いした後、10分ほど水に漬け塩抜きをする。
②塩抜きしたもずくをさっと茹で、バットなどに広げて冷ます。
③きゅうりとしょうがを次亜塩素酸ナトリウムで消毒する（200mg/Lで5分）。
④きゅうりを薄く輪切りにし、塩もみする。
⑤しょうがの皮をむき、すりおろす。
⑥酢、しょうゆ、砂糖を合わせて、合わせ酢を作る。
⑦もずくときゅうりを合わせて、合わせ酢で調味する。
⑧小鉢に盛り付けて、しょうがを天盛にする。

〈さつまいもとねぎのみそ汁〉
①さつまいもを厚さ7mmのいちょう切りにし、水にさらす。
②ねぎを7mm幅の斜めに切る。
③回転釜に、だしとさつまいも、ねぎを入れて加熱する。
④さつまいもに火が通ったら、煮汁を少量ボウルにとり、みそを溶いて回転釜に戻す。
⑤1分ほど加熱したら火を止め、スープジャーに入れる。

〈オレンジゼリー〉
①オレンジを次亜塩素酸ナトリウムで消毒する（200mg/Lで5分）。
②オレンジの皮と薄皮を除き、1房を1/2〜1/3の大きさに切り、ゼリーカップに入れていく。
③鍋に分量の水と粉寒天を入れ、火にかける。沸騰したら少し火を弱め、砂糖を加えて2分間加熱し、最後にレモン果汁を加える。
④オレンジを入れたカップに寒天液を注ぎ分ける。
⑤ブラストチラーで冷却する。

〈かつお昆布だし〉
①鍋に分量の1.3倍の水を入れ、昆布を30分つける。
②昆布を入れたまま火にかけ、沸騰直前に昆布を取り出す。
③沸騰したら袋に入れたかつお節を入れ、2〜3分加熱し取り出す。
④使用する料理ごとに分ける。

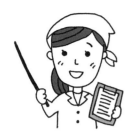

第3章
献立の評価

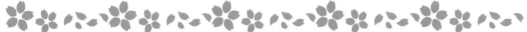

　対象者の栄養アセスメントから栄養計画，食事計画が立案され，それらに基づいて喫食者へ食事を提供するために，食材料の調達，調理・食事サービス等，一連の給食の運営が実施される。そして，給食の実施後に結果を検証し，計画の見直しや改善などに反映させていくのが，いわゆる計画（Plan）→ 実施（Do）→ 評価（Check）→ 行動（Action）による **PDCA マネジメント**である。実施後の結果検証がこの章で述べる**評価（Check）**にあたるものであり，大きく分けて食事を提供する側の主観的評価と，食事を食べた喫食者側の客観的評価とがある。これらの評価指標をもとに計画を見直し，対象者に見合ったものへと改善するのが評価のねらいである。

　献立の評価には多くの種類がある（表3－1）。個々の評価にはそれぞれ異なる目的があり，それらの結果を総合して判断することとなる。ここでは，その中でも主要なものについて述べる。

〜 1　栄養評価

　栄養出納表（表3－2）とは，栄養計画・食事計画に基づいて作成された献立について，栄養が適切に管理されていたかを判断するものである。栄養出納表では，一定の期間（1週間，1ヶ月など）実施された献立の食品群別使用量から1日あたりの平均値を算出して，食品構成に見合っているか，栄養的に問題がないかを確認することができる。そのため，1日分（3食）の献立では基準量を満たすことができない場合があることに留意しておく必要がある。

〜 2　食材料評価

1）原価計算

　原価とは，製品の製造および販売のために，その製造販売過程において消費された経済価値をいう。給食において，製品とは喫食者に提供する食事そのものであり，提供するまでの過程では，食

表3－1　評価の種類（例）

食事提供側	栄養評価（栄養出納表等），食材料評価（原価計算，損益分岐点分析，ABC分析等），品質評価（検食，調理工程の衛生管理等） 顧客管理・マーケティング評価（喫食者満足度調査，お客様アンケート，嗜好調査，残菜調査，ABC分析等） 生産性の評価
喫食者側	嗜好調査，残食調査等，聞き取り調査，喫食者とのコミュニケーション

表3－2　栄養出納表

食品群	食品構成量 (g)	1人1日当たり純使用量 (g) 日	日	日	日	日	合計	平均給与量 (g)	エネルギー (kcal)	水分 (g)	たんぱく質 (g)	脂質 (g)	炭水化物 (g)	カルシウム (mg)	鉄 (mg)	ビタミンA (µgRAE)	ビタミンB$_1$ (mg)	ビタミンB$_2$ (mg)	ビタミンC (mg)	食物繊維 (g)	食塩相当量 (g)	主要な栄養素を列挙
穀類　米									④													
パン類																						
めん類																						
その他の穀類																						
いも類　いも類																						
こんにゃく類																						
砂糖類																						
豆類　豆・大豆製品																						
みそ																						
種実類																						
野菜類　緑黄色野菜類																						
その他の野菜類																						
漬物類																						
果実類																						
きのこ類																						
藻類																						
魚介類　生物											⑤											
塩蔵・缶詰																						
水産練り製品																						
肉類　生物																						
その他の加工品																						
卵類																						
乳類																						
油脂類																						
調味料類																						
合計									①		②	③										

栄養比率

＊基礎栄養比率

穀類エネルギー比（％）＝ $\dfrac{④}{①}$ ×100＝　　　　％

＊エネルギー産生栄養素バランス（PFC）

たんぱく質エネルギー比（％）＝ $\dfrac{②×4\,\mathrm{kcal}}{①}$ ×100＝　　　　％　　　　動物性たんぱく質比（％）＝ $\dfrac{⑤}{②}$ ×100＝　　　　％

脂質エネルギー比（％）＝ $\dfrac{③×9\,\mathrm{kcal}}{①}$ ×100＝　　　　％

炭水化物エネルギー比（％）＝100－（たんぱく質エネルギー比＋脂質エネルギー比）＝　　　　％

材料，人員，電気・ガス等のエネルギーなど，多岐にわたる要素（経済価値）が必要となる。

　原価を構成する基本的な要素は，製造に必要な材料費（食材料費），労務費，経費であり，これらを総称して**製造原価**（表3-3）と呼ばれる。製造原価には，その製造に消費されたことが直接的に，合理的に認識できる**製造直接費**（直接材料費，直接労務費，直接経費）と，直接的には認識できない**製造間接費**とに大別することができる。また，出来上がった製品を多くの消費者に購入してもらえるよう，営業することによって，認知され購入に至る。そのため，製造原価に販売や管理等に必要な販売費および一般管理費を加えた**総原価**があり，総原価に**利益**を加えた**販売価格**として，私たちは製品を購入するのである（図3-1）。

　例として，カレーライスを製造するにあたっての製造原価の要素ごと分類を図3-2に示す。

　また，原価の構成要素は支払い上の特性から**固定費**と**変動費**とに大別される。固定費は製造される量の増減に関係なく一定に発生する費用で，正規社員の賃金や福利厚生費などの社会保険料，設

表3-3　製造原価の構成

製造直接費	材料費 （原材料費，食材料費，素材費）	その製品を作るために使われた物品の消費原料，買入材料等
	労務費 （人件費）	その製品を作るために使われた労働の消費賃金，給料，賞与，福利厚生費，退職給付費用等
	経費 （諸経費）	材料費および労務費以外で使われたその他の消費燃料費，消耗品費，支払経費（外注加工費等）
製造間接費		直接的に関与しない材料費，労務費，経費

出典）清水孝：原価計算，税務経理協会，2012，p.15-19より一部改変

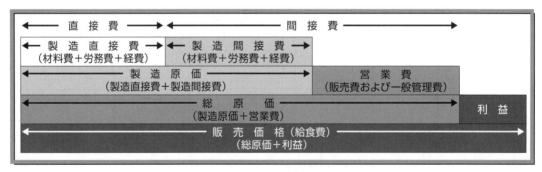

図3-1　原価の構成

出典）日本給食経営管理学会：給食経営管理用語辞典，第一出版，2011，p.36より一部改変

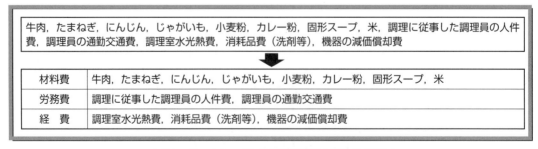

図3-2　カレーライス製造原価の要素の分類

備の減価償却費，賃貸料，水光熱費（基本料）などをさし，変動費は製造される量の増減に応じて変化する費用で，材料費，水光熱費（使用量），パートやアルバイトなどの臨時雇用者の賃金をさす。

例題 次の条件に基づいてある日の1人1日あたり，1食あたりの製造直接費の原価計算をしてみよう。

条件　①給食提供人数（1日3食）120人
　　　②材料費　120,000円
　　　③労務費（給食従事者8人　勤務時間8時間　賃金1時間あたり800円）
　　　④水光熱費　6,000円
　　　⑤その他経費　30,000円

表3-4　例題（原価計算）

原価の内訳	費　用	1人1日の価格	1食の価格
材　料　費	120,000円	1,000円	約333円
労　務　費	51,200円	約427円	約142円
経　　費	36,000円	300円	100円
合　　　　　計			約575円

出典）山口和子：給食管理演習・実習，樹村房，1995，p.82より一部改変

2）損益分岐点分析

　損益分岐点分析とは経営分析の手法の1つであり，企業が利益計画を立てる際，売り上げをどれだけ上げれば利益を得ることができるか，損失も利益も出ない分かれ目となるポイントである「損益分岐点」を割り出すものである。損益分岐点は，売上高線と総費用線がちょうど交わるときの売上高の大きさで示される。損益分岐点の分析には，計算式による方法と，図表による方法とがあるが，いずれの方法とも売上高，固定費，変動費を用いて算出される。

（1）計算式による損益分岐点

　売上高，固定費，変動費の各費用から求める。
　①変動費率を求める　　変動費率＝変動費÷売上高
　②損益分岐点を求める　損益分岐点＝固定費÷（1－変動費率）

例題 売上高1,000万円で総費用が800万円（固定費が300万円，変動費が500万円）の時，損益分岐点はいくらになるか，計算してみよう。

　まず，変動費率を計算式に代入すると，
　　　　変動費率＝変動費÷売上高　より
　　　　　　　500万円÷1,000万円となり，変動費率は0.5となる。
　　ここから，損益分岐点を求めると，
　　　　損益分岐点＝固定費÷（1－変動費率）
　　　　　　　300万円÷（1－0.5）となり，損益分岐点は600万円となる。

（2）作図による損益分岐点

損益分岐点は，図で示すこともできる。（1）の例題を用いて損益分岐点を作図してみよう（図3－3）。

損益分岐点が高いと経営効率が悪く負担が大きい。逆に低いと収益性が高く，売り上げ減少に対する耐性も強くなり，経営が安定していると判断できる。そのため損益分岐点は低い方が望ましいといえる。損益分岐点を下げるためには，①固定費を引き下げる，②変動費率を下げるなどを行って，経営効率を改善する必要がある。

3）食材料費の ABC 分析

ABC分析は重点分析とも呼ばれ，データを重要度別にランク分けして管理する分析手法である。イタリアの経済学者，パレートが所得分布を定式化したパレートの法則が元となっている。食材料費における ABC 分析は，調理上必要な食材料の中でよく購入するものは何か，食材料費における

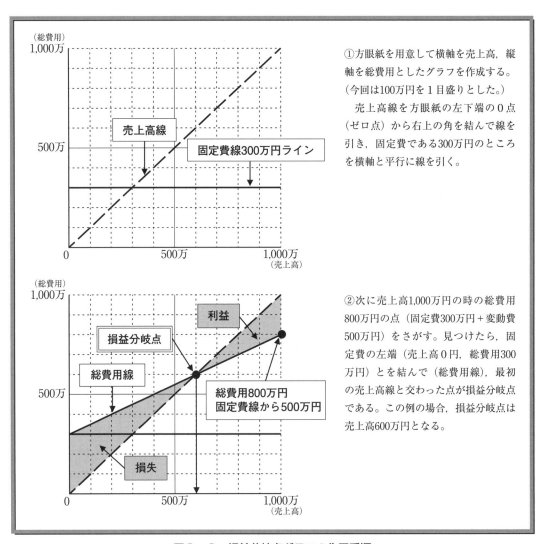

①方眼紙を用意して横軸を売上高，縦軸を総費用としたグラフを作成する。（今回は100万円を1目盛りとした。）

　売上高線を方眼紙の左下端の0点（ゼロ点）から右上の角を結んで線を引き，固定費である300万円のところを横軸と平行に線を引く。

②次に売上高1,000万円の時の総費用800万円の点（固定費300万円＋変動費500万円）をさがす。見つけたら，固定費の左端（売上高0円，総費用300万円）とを結んで（総費用線），最初の売上高線と交わった点が損益分岐点である。この例の場合，損益分岐点は売上高600万円となる。

図3－3　損益分岐点グラフの作図手順

食品群別の占有率を用いてランク付けし，重要度別に管理していく方法である。購入する食品数が少なければ食材ごとの管理も可能であるが，給食では多くの食材を取り扱うため，食品群別で考える。具体的には，ある一定の期間に使用した食材を食品群ごとに分類し，食品群別ごとに使用金額を集計して合計食材費における占有比率を計算する（ステップ１）。その後，占有比率の高いものから順に並べ替え，累積構成比率を計算しておく。累積構成比率を計算した結果から，食材料費の合計（100％）のうち，全体の70〜75％を占めるものをＡグループ，全体の20〜25％を占めるものをＢグループ，全体の５％以下を占めるものをＣグループとして判定を行う（ステップ２）。分析の結果より，Ａグループは使用頻度の高い食材料となり，Ｃグループは使用頻度の低い食材料となる。しかし，食品群別では，具体的な食材料がわかりにくいので，食品群の中身についてさらに分析していくことによって，食材料管理や献立計画に反映することができる。

　期間中の食材料費については，在庫食品と生鮮食品などの即日消費食品（在庫をもたない食品）とに分けて考える。即日消費食品は，購入量と単価から食材料費を調べることができるが，在庫食品については次のように算出して，期間中（例えば１ヶ月単位）の食材料費を求める。

食材料費＝期首在庫金額＋期間支払金額－期末在庫金額

例題　以下はある施設の１ヶ月分の食品群別使用金額を集計したものである。集計結果からABC分析図を作図しよう。

表３−５　例題（ＡＢＣ分析１）
食品群別使用金額集計表（ステップ１）

番号	食品群	使用金額（円）	占有比率（％）
1	穀類	300,000	24.9
2	いも類	70,000	5.8
3	砂糖類	30,000	2.5
4	豆類	46,000	3.8
5	種実類	19,800	1.6
6	野菜類	102,500	8.5
7	果実類	97,000	8.0
8	きのこ類	23,000	1.9
9	藻類	21,000	1.7
10	魚介類	68,000	5.6
11	肉類	120,000	9.9
12	卵類	150,000	12.4
13	乳類	118,000	9.8
14	油脂類	18,900	1.6
15	調味料類	22,000	1.8
	合計	1,206,200	100.0

表３−６　例題（ＡＢＣ分析２）
食品群別累積構成比率算出表（ステップ２）

食品群	使用金額（円）	占有比率（％）	累積構成比率(％)	判定
穀類	300,000	24.9	24.9	A
卵類	150,000	12.4	37.3	A
肉類	120,000	9.9	47.2	A
乳類	118,000	9.8	57.0	A
野菜類	102,500	8.5	65.5	A
果実類	97,000	8.0	73.5	A
いも類	70,000	5.8	79.3	B
魚介類	68,000	5.6	84.9	B
豆類	46,000	3.8	88.7	B
砂糖類	30,000	2.5	91.2	B
きのこ類	23,000	1.9	93.1	B
調味料類	22,000	1.8	94.9	B
藻類	21,000	1.7	96.6	C
種実類	19,800	1.6	98.2	C
油脂類	18,900	1.6	100.0	C
合計	1,206,200	100.0		

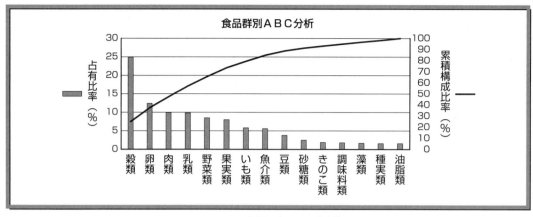

図3－4　例題（ＡＢＣ分析）

📈 3　品質評価

　給食を事業とすると，食事は製品にあたる。品質とは，製品である食事が計画（設計品質）を満たす程度であり，実際に盛り付けられた食事で責任者が行う検食や，料理ごとに設定された提供温度が守られているかを調べる**提供温度調査**などで，提供前に適合品質の最終チェックを行う。また，下膳時には残菜調査を行う。

1）検食簿

　検食とは，給食を提供する側が食事の品質を確認するために行う。給食責任者は，喫食者に提供される食事の検食を行い，提供できる食事かどうかを判断する。また，その評価は**検食簿**に記入する。検食簿は，喫食者に提供する前の最終チェックであるが，複数の食事が提供される施設も少な

表3－7　検食簿（例：一部抜粋）

検食簿　　　　　　　　　　　　　　　　　　　　年　　　月　　　日（　　　）

朝　　食		検食時間：　　時　　分　検食者：				
献立名	主食	量	多　い	・	適　当	・	少ない
		硬　さ	硬　い	・	適　当	・	やわらかい
		温　度	適　温	・	適温でない		
		味	濃　い	・	適　当	・	薄　い
	副食	量	多　い	・	適　当	・	少ない
		盛り付け	良　い	・	悪　い		
		温　度	適　温	・	適温でない		
		味	濃　い	・	適　当	・	薄　い
	所見						

くないため，検食作業が煩雑にならないよう，評価項目を簡潔にするための工夫が必要である。表
3－7に検食簿の例を示す。

2）残菜調査，残食調査

　残菜調査とは，給食提供後に喫食者の食べ残し量を確認するものである。残菜があるということ
は，計画時に設定した給与栄養目標量を満たせないばかりか，経済的にも無駄となってしまう。喫
食者の性別，年代，体調，嗜好のほか，献立の不満や味付けなど，残菜が出るのには様々な理由が
考えられるが，下膳時に行う残菜量の実測や，仕込み食数から提供数を引いた**残食調査**，次節で述
べる喫食者満足度調査の結果をとおして原因を究明し，給食の計画にフィードバックして残菜や残
食を減らすことで，より適切な給食にしなければならない。

4　顧客管理・マーケティング評価

　喫食者が食事に対してどのように感じているかを把握する方法である。これらの評価は，喫食者
の主観的判断に左右されやすいが，喫食者のニーズとウォンツを直接的に知ることができる。

1）喫食者満足度調査

　喫食者が，食事や食事に伴うサービスなどに対して，どのように満足しているかを把握するもの
であり，満足度が低ければ不満であると推察することができる。初めてその製品（食事）を購入
（喫食）した時は，その製品に満足するかどうかは購入後に判断するのであって，購入しようとす
る要因ではないが，同じ喫食者が何度もその食事を購入する場合には**顧客満足**（CS：customer

表3－8　喫食者満足度調査（例）

いつも○○食堂をご利用いただきありがとうございます。当食堂では，ご利用のお客様のためによりおいしいメニュー作りを目指すため，お客様のご意見を伺いたくアンケートを作成いたしました。お手数ですが，ご意見やお気づきの点をお聞かせ下さい。					
①ご来店日時　　　月　　　日　　曜日　　　時頃					
②食堂の御利用頻度　　□　1週間のうち1～2回　　□　1週間のうち3～4回　　□　毎日					
③お召し上がりのメニュー					
料理名	味	お料理の温度	価格	量（ボリューム）	提供時間
	□満足 □やや満足 □やや不満 □不満	□熱い □ちょうど良い □ぬるい	□高い □普通 □安い	□ある □普通 □少ない	□早い □普通 □遅い
	□満足 □やや満足 □やや不満 □不満	□熱い □ちょうど良い □ぬるい	□高い □普通 □安い	□ある □普通 □少ない	□早い □普通 □遅い
お気づきの点，ご意見などをご記入ください。					
ご協力ありがとうございました。またのご来店をお待ちしております。　　　　　　　　　○○食堂					

satisfaction）が深く関係してくる。特定給食施設で提供される食事は継続的に食べることになるので，顧客満足の重要性は一層高いといえ，**喫食者満足度調査**は食事と調査を通じて，提供者と喫食者との関係を改善し，良好に維持するための有用なツールであるといえる。ただ，事業所給食の食事を除き，病院などの食事には治療の一環としての役割があるため，喫食者の満足だけを考えることはできないのだが，コミュニケーションを取ることが喫食者との良好な関係を構築することにつながり，喫食者がより満足を得られる食事作りを考えていくことが可能となる。給食の顧客満足を決める主な要因は，食事前に抱く「食事・サービスに対する期待」と，食後にくだされる「食事・サービスの水準に対する評価」との差である。喫食者満足度調査アンケートの例を表3－8示す。

2）メニューによる ABC 分析

食材料評価において述べたが，ABC分析は喫食者の**顧客管理**や**マーケティング**目的で行われていることも多い。例えば販売しているメニューについて，よく売れるものは何かを明らかにして重点的に管理することにより，メニューの売れ行き状況や残菜率を少なくすることができる。

表3－9はある喫茶店の売り上げ構成比別品目である。このデータを用いてABC分析を作図すると，図3－5のようになる。

表3－9 メニュー別累積構成比率算出表

メニュー	価格（円）	占有比率（%）	累積構成比率（%）	判定
ミックスサンド	440	13.9	13.9	A
クラブハウスサンド	480	9.5	23.4	A
ホットケーキ	350	8.9	32.3	A
ツナサンド	420	7.9	40.2	A
ミックスピザ	400	7.5	47.7	A
ホットドッグ	330	6.8	54.5	A
トースト	220	6.1	60.6	A
ＢＬＴサンド	440	5.7	66.3	A
シナモントースト	270	5.6	71.9	A
クロックムッシュ	440	5.5	77.4	B
ワッフル	380	5.5	82.9	B
ハムサンド	420	5.3	88.2	B
チキンライス	700	5.1	93.3	B
カレーライス	700	4.5	97.8	C
ミックスサラダ	500	2.2	100.0	C

〽 5 その他の分析

これまで述べた評価方法以外にも，給食の評価，計画の見直しに有効な分析手法は数多く存在する。以下に，主に経営的な観点から有用な3つの手法を紹介する。

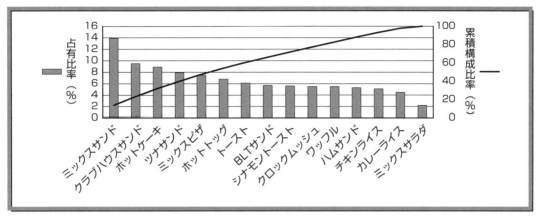

図3-5　ABC分析（ある喫茶店のメニュー）

1）Zチャート

　Zチャートは，季節変動の要素を含んではいるが，業績（売れた献立，売れない献立，売り上げの上昇・下降）の傾向を一目で見せてくれるグラフである。Zチャートは図3-6のように①，②，③の3本のグラフで構成されている。①は毎月の業績の推移または1つの献立の売り上げの推移，②は最初の月を起点とした月ごとの累計，③は各月から過去1年間の合計（年計）を表している。これらの3本の線を結ぶと「Z」の形となることからZチャートといわれる。

　この図では③の傾きが徐々に落ちてきていることから，今期の後半のA献立の売り上げ数業績が落ちてきていることを示している。このことから，今後A献立の売り上げ数が落ちてきている原因について明らかにして，回復を図る必要があると判断することができる。

献立A	① 献立Aの売り上げ数	② 最初の月を起点とした月ごとの累計	③ 各月から過去1年間の合計
1月	32	32	390
2月	29	61	374
3月	31	92	389
4月	34	126	379
5月	27	153	377
6月	26	179	382
7月	29	208	370
8月	33	241	366
9月	31	272	364
10月	25	297	363
11月	29	326	362
12月	34	360	360

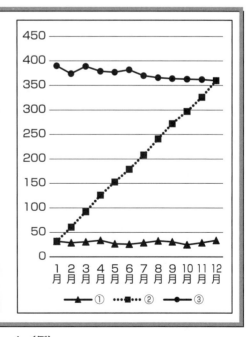

図3-6　Zチャート（例）

2）PPM：プロダクトポートフォリオ・マネジメント

プロダクトポートフォリオ・マネジメントとは経営資源を最適に分配することを目的としており，製品のライフサイクルと製品製造現場における経験曲線効果の概念をもとに考えられ，ボストン・コンサルティング・グループが1970年代に提唱した手法である。

図3－7に示したように，縦軸に市場成長率（顧客満足度：売り上げ数など）を，横軸に相対的市場占有率（調理作業員満足度：献立に用いた経費など）を置いて，現在の献立が図のどこに位置するかを分析して，その結果から今後の献立の作成回数や予算の分配の重みづけを行うことを目的としている。以下に，それぞれのカテゴリーを解説する。

金のなる木
（cash cow） 　　（成長率：低，占有率：高）　販売数を今以上に増やすことは難しいが定期的によく売れる定番献立（めん類，カレーライスなど）
製品ライフサイクルにおける成熟期－衰退期に属する。

花　形
（star） 　　（成長率：高，占有率：高）　販売数がどんどん増え，よく売れるようになった献立（メタボ対策のためのヘルシー献立など）
製品ライフサイクルにおける導入期－成長期に属する。

問題児
（problem child） 　（成長率：高，占有率：低）　顧客の評価は悪くないのだが材料費がかかりすぎるような献立（特殊な食材料を用いる献立）
製品ライフサイクルの導入期－成長期に属する。

負け犬
（dogs） 　　（成長率：低，占有率：低）　顧客の評価も低くほとんど売れない献立（味や見た目に問題があるような献立）
製品ライフサイクルにおける成熟期－衰退期に属する。

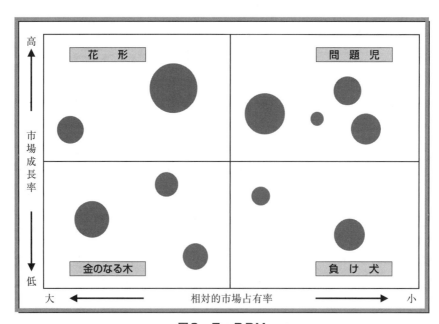

図3－7　PPM

3) SWOT 分析

　SWOT 分析は，1920年代にハーバードビジネススクールにおいてビジネスポリシーコースの一部として開発された，ハーバードポリシーモデルの一部であり，その後フォーチュン500のデータを用いて1960年代から1970年代にかけてスタンフォード大学のアルバート・ハンフリーが研究プロジェクトを導いて SWOT 分析を構築した。

　SWOT 分析は，目的が明確であればあるほど戦略計画ツールとして有用である。目標を達成するために意思決定を必要としている組織や個人のプロジェクトなどにおいて，外部環境や内部環境を下記の4つのカテゴリーに分けて分析し，事業環境の変化に対応した経営資源の最適活用を図る経営戦略の策定方法の一つである。

　　強み（**S**trengths）　　　：目的達成に貢献する人，物（献立），または組織の特性

　　弱み（**W**eaknesses）　　：目的達成の障害となる人，物（献立），または組織の特性

　　機会（**O**pportunities）：目的達成に貢献する外部の特性

　　脅威（**T**hreats）　　　　：目的達成の障害となる外部の特性

さらに以下の質問に対する回答を考えることで，創造的な戦略につなげることができる。

　　どのように強みを生かすか？

　　どのように弱みを克服するか？

　　どのように機会を利用するか？

　　どのように脅威を取り除く，または脅威から身を守るか？

　内的要因には人材（栄養士，調理師，パートなど），財務（資金力，資産など），製造力（施設の規模，設備）などの他に，商品：Production，価格：Price，販売促進：Promotion，立地・物流：Place（マーケティングの4Pと呼ばれる）が含まれる。

　外的要因にはマクロ経済，技術革新（真空調理，新調理など），法令，社会環境・文化，宗教，の変化が含まれる。これらの分析結果はマトリックス形式で表されることが多い。

第2部
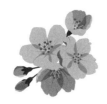
施設別実践編
~ practice ~

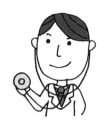

第4章

病　院

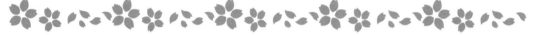

1　食事療養の意義

　病院では，病院および介護保険施設，特定給食施設における**栄養管理指針**，**栄養管理の手引き**等に則って献立を作成し，患者に食事を提供することになる。

　「入院時の食事は，医学的管理のもと，患者等自身の回復力を高め，疾病治療に資することを目的として，個人の病状にあわせた適正な栄養量を提供するものである。また，おいしさや見た目なども栄養素の給与や食品衛生などと同様に，食事療養における重要な要素である。そのため，献立の種類を多くし，さらに選択も可能にすること，食堂で食事ができることなど，環境を向上させ食欲を増すような工夫が必要である」と「病院及び介護保険施設における栄養管理指針」（大阪府等作成，2015）に記載されている。簡単に言い換えると，

　①入院時の食事は疾病治療の一環を担っている。

　②抗菌薬など多岐にわたる薬を使用している場合がある。そのため，少量の食中毒菌が体内に
　　入っても発症する可能性があることから，食品の衛生には細心の注意を払う。

　③調理に関しては，おいしさや見た目などにも工夫をする。

　④選択食などを取り入れ，食事環境（食堂）などを整備する。

　⑤食欲が増すような献立作成をする。

　これらのことを基本に取り入れ献立作りをする必要がある。

1）疾病治療の一環としての給食

　入院時の食事は**疾病治療**の一端を担っている。

　病院給食は，疾病の治療，健康の早期回復を目的に医療の一環として行われ，**一般食**（**常食**，**軟食**，**流動食**）と**治療食**（**加算食**，**非加算食**）に分類される。**院内食事箋規約**（院内約束食事箋規約）を作成し，あらかじめ必要となる食事の種類を想定し，事前に給与栄養基準値を設定しておくもので**疾患別管理方式**（病態別）と**栄養成分別管理方式**（成分別）がある。

　例えば糖尿病の治療で入院した患者は，標準体重や身体活動量によりエネルギー摂取量を求める。

例）身長160㎝，体重80kgの34歳事務職の人が入院した場合

　$\underset{\text{目標体重（kg）}}{\underline{1.6 \times 1.6 \times 22}} \times 25kcal = 1,400kcal$ の糖尿病食（エネルギーコントロール食1,400kcal）

　ある病院では糖尿病食1,400kcalを選択すると１日の摂取量としてたんぱく質60ｇ，食塩相当量7.5

g未満の食事を提供する。このような，病院内での食事の約束や決め事を院内食事箋規約といい，各病院で内容に違いがある。このように，入院時の食事は疾病治療の一端を担っている場合がある。

疾患別管理方式と栄養成分別管理方式の例を表4－1に示す。

2）食品衛生について

抗菌薬など多岐にわたる薬を使用している場合がある。そのため，少量の食中毒菌が体内に入っても発症する可能性があることから，食品の衛生には細心の注意を払う。

病院での衛生管理は**大量調理施設衛生管理マニュアル**（平成9年3月24日衛食第85号別添）（最終改正：平成29年6月16日生食発0616第1号）に沿って行う。

病院では，感染症の治療のために抗菌薬を使用している場合が多くみられる。抗菌薬とは，カビや放線菌などの微生物によって作られ，他の微生物や生細胞の発育を阻害する有機物質であり，医薬品として取り扱われている。この薬剤で体内の菌を減少させ，死滅させているので，食中毒菌が体内に入ると食中毒を発症する可能性が高いことがわかる。患者は病気を治療するために入院しているので，食中毒を起こさないためにも食品の衛生には細心の注意が必要となる。

3）おいしさや見た目などへの工夫

病院食だからこそ，おいしさや見た目などにも工夫が必要になる。病院食は提供された食事を全量（10割摂取）食べて，指示された食事のエネルギーやたんぱく質量を摂取したことになる。しかし，入院患者は治療により食事が食べにくい場合がある。食事が食べにくい理由として，次のようなことがあげられる。

①治療や薬の副作用により，口腔内が炎症を起こし食事が食べられないことがある。また，薬の副作用などにより味覚が変化する場合がある。

②治療のために厳しい減塩食などが提供され，口に合わない。

③手術などのために食欲がない。

表4－1　疾患別管理方式と栄養成分別管理方式の例

栄養成分別 疾患別	エネルギー コントロール食	たんぱく質 コントロール食	脂質 コントロール食
1　肝臓病			
急性肝炎　急性期			○
回復期	○		
慢性肝炎	○		
肝硬変（代償期）	○		
肝硬変（非代償期）・肝不全		○	
閉塞性黄疸・胆石			○
2　糖尿病食			
糖尿病食　1,200kcal	○		
糖尿病食　1,400kcal	○		
糖尿病食　1,600kcal	○		
糖尿病食　1,800kcal	○		

　これらを考慮し，個人に合った食事を提供することも重要となる。しかし，多くの病院では，1回に提供する食種や食数が多数であることから，毎食個別対応食をたくさん作ることは現実的には難しい。そこで，視覚・聴覚・嗅覚・味覚・触覚の五感に訴えることで，少しでもおいしく感じてもらえるよう工夫することが必要となる。例えばこのうち，視覚は見た目を工夫し，「食べてみたい」と思ってもらえるような盛り付けをすることで可能となる。また，食事をおいしく感じるには味覚も重要となり，食事を作る工夫としては，旬の食材を使用するなど食材そのものをおいしく調理し，減塩でもおいしく頂けるように工夫することも求められる。例として減塩食の上手な食べ方のポイントを図4－1に示す。

4）選択食などを取り入れ，食事環境（食堂）を整備する

　健常人が食事をするときは，自分が食べたい食品を選んで食べることが多い。病院食でも同じこ

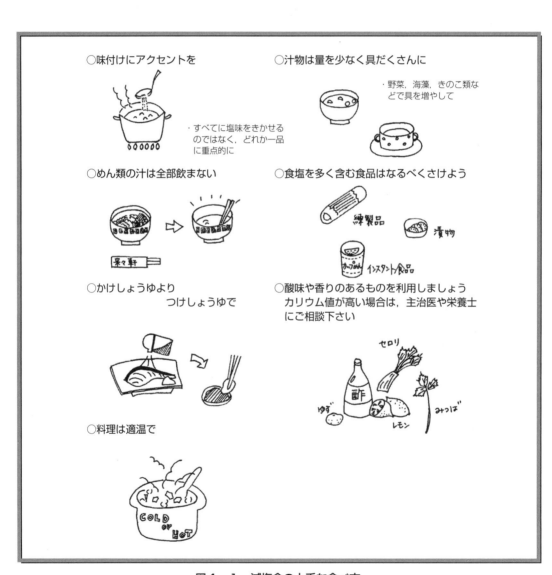

図4－1　減塩食の上手な食べ方

とで，提供される食事だけでなく，自分が選んだ食事を食べる楽しみをもってもらうことが必要となる。選択食は，患者自身が病気回復の意欲を高めるためにも効果的であり，取り入れている病院も多く見られる。

　食事環境は，病室で食べるよりもできる限り食堂で食べる方が良いとされる。その理由として，病室では治療や処置をすることもあり，薬剤などの臭いが病室内に充満することがあげられる。

2　給与栄養目標量の設定

1）一般食

　栄養計画を作成するに当たっては，関係通知である「入院時食事療養費に係る食事療養及び入院時生活療養費に係る生活療養の実施上の留意事項について」（令和2年3月5日保医発第0305第14号）を参考にすることが求められる。

　入院患者の栄養補給量は本来，性別，年齢，体位，身体活動レベル，病状等によって個々に適正量が算定されるべき性質のものである。したがって，一般食を提供している患者の栄養補給量についても，患者個々に算定された医師の食事箋による栄養補給量，または栄養管理計画に基づく栄養補給量を用いることを原則とする。

　一般食の常食は，概ね普通の社会生活を営むことができる程度の患者を対象とする食事で特別な制限のない食事のことである。一般食の常食の給与栄養目標量は**日本人の食事摂取基準**（2020年版）の数値を適切に用いる。身体活動レベルを用いた推定エネルギー必要量の算出例（成人および高齢者）を表4-2に示す。入院患者の身体活動レベルの推定例は，院内自由1.3，病室・病棟内自由1.2，絶対安静・ベッド上安静1.1を用いて算出する。

　表4-2から，一般食の常食を各施設に当てはまるように3段階～4段階程度の推定エネルギー

表4-2　身体活動レベル1.1～1.3を用いた推定エネルギー必要量の算出例とまとめ値

性別	男　性				まとめ値		
年齢（歳）	基礎代謝量（BEE）	BEE×1.1	BEE×1.2	BEE×1.3	BEE×1.1	BEE×1.2	BEE×1.3
18～29	1,530	1,683	1,836	1,989	1,600	1,800	2,000
30～49	1,530	1,683	1,836	1,989	1,600	1,800	2,000
50～64	1,480	1,628	1,776	1,924	1,600	1,800	2,000
65～74	1,400	1,540	1,680	1,820	1,600	1,600	1,800
75以上	1,280	1,408	1,536	1,664	1,400	1,600	1,600
性別	女　性				まとめ値		
18～29	1,110	1,221	1,332	1,443	1,200	1,400	1,400
30～49	1,160	1,276	1,392	1,508	1,200	1,400	1,600
50～64	1,110	1,221	1,332	1,443	1,200	1,400	1,400
65～74	1,080	1,188	1,296	1,404	1,200	1,200	1,400
75以上	1,010	1,111	1,212	1,313	1,200	1,200	1,400

年齢以外の表内の数字の単位は kcal/ 日で示す。
成人および高齢者を対象とする。

必要量を設定することが望ましい。また、一般食の常食利用者の年齢構成を算出し、荷重（加重）平均から全体の荷重（加重）平均エネルギー量を算出する。今回、エネルギーの分類は、基礎代謝量に対して身体活動レベルを3段階（1.1, 1.2, 1.3）で示したので、5段階（1,200kcal, 1,400kcal, 1,600kcal, 1,800kcal, 2,000kcal）のまとめ値に分類した。

まとめ値1,200kcal は～1,300kcal 未満、1,400kcal は1,300kcal 以上～1,500kcal 未満、1,600kcal は1,500kcal 以上～1,700kcal 未満、1,800kcal は1,700kcal 以上～1,900kcal 未満、2,000kcal は1,900以上～に分類した。性・年齢別のエネルギー量（まとめ値）より、エネルギー比率等からたんぱく質、脂質、炭水化物の給与栄養目標量を決定する。今回は、たんぱく質13～20％の中央値16.5％、脂質20～30％の中央値25％、炭水化物50～65％の中央値57.5％を用いた。

例）常食1,200kcal の場合の算出方法

たんぱく質：$1,200 \times 0.165 \div 4 = 49.5 \fallingdotseq 50$ g

脂質　　　：$1,200 \times 0.25 \div 9 = 33.3 \fallingdotseq 35$ g

炭水化物　：$1,200 - (50 \text{ g} \times 4 + 35 \text{ g} \times 9) \div 4 = 171.3 \fallingdotseq 170$ g

食品構成表に関しては、各施設の食品群別荷重（加重）平均成分表を用いて算出する。今回の食品構成表は、「糖尿病食事療法のための食品交換表第7版」（日本糖尿病学会編・著）を用いて作成した、常食の給与栄養目標量および食品構成の例を表4-3に示す。

表4-3　常食の給与栄養目標量と食品構成の例

		1,200	1,400	1,600	1,800	2,000
目標値	エネルギー（kcal）	1,200	1,400	1,600	1,800	2,000
	たんぱく質（g）	50	60	65	75	80
	脂質（g）	35	40	45	50	55
	炭水化物（g）	170	200	230	260	300
単位	表1	5.5	7.5	8.5	10.5	13
	表2	1	1	1	1	1
	表3	3.5	4	5	5	5
	表4	1.5	1.5	1.5	1.5	1.5
	表5	1	1	1.5	2	2
	表6	1.2	1.2	1.2	1.2	1.2
	調味料　さとう	0.6	0.6	0.6	0.6	0.6
	みそ	0.2	0.2	0.2	0.2	0.2
	嗜好食品　ジャム	0.5	0.5	0.5	0.5	0.5
栄養量	エネルギー（kcal）	1,202	1,403	1,604	1,805	2,005
	たんぱく質（g）	53	61	71	75	80
	脂質（g）	35	38	47	52	52
	炭水化物（g）	170	205	223	260	304
比率	たんぱく質（％）	17.7	17.5	17.8	16.7	16.0
	脂質（％）	26.4	24.3	26.5	25.8	23.3
	炭水化物（％）	55.9	58.3	55.7	57.5	60.7

＊比率はエネルギー比率である。
＊表中の表1～嗜好食品は単位数を示す。

表4－4　動脈硬化性疾患予防のための食事

1	エネルギー摂取量と身体活動量を考慮して標準体重（身長（m）^{2}×22）を維持する
2	脂質エネルギー比率を20〜25％，飽和脂肪酸を4.5％以上7％未満，コレステロール摂取量を200mg/日未満に抑える
3	n－3系多価不飽和脂肪酸の摂取を増やす
4	工業由来のトランス脂肪酸の摂取を控える
5	炭水化物エネルギー比率を50〜60％とし食物繊維の摂取を増やす
6	食塩の摂取は6g/日未満を目標にする
7	アルコールの摂取を25g/日以下に抑える

2）特別食

　特別食は病状や対象者の性別，年齢，栄養状況を考慮し，医師との十分な連携のもと，各疾患のガイドラインや指針に沿ってその基準を設定する。例として，動脈硬化性疾患予防のための食事（日本動脈硬化学会編：**動脈硬化性疾患予防ガイドライン**2017年版より）を表4－4に示す。このガイドラインに沿う食事は，**脂質異常食**（脂質コントロール食）となる。このように，特別食はガイドラインや指針に沿って作成する。また，**高血圧治療ガイドライン**2019（日本高血圧学会）の第4章生活習慣の修正を確認して作成する。ガイドラインは定期的に更新されていることから，その度に給与栄養目標量を見直すことが求められる。病院独自の食品群別荷重（加重）平均成分表を用いて，院内食事箋規約の食種すべてに食品構成表を作成する（常食の食品構成表の作成に準じて行う）必要がある。今回は，展開食に使用した**糖尿病食**1,200kcalと脂質異常食1,600kcal，一般食の**7分粥**について給与栄養目標量例および食品構成表を表4－5に示す。

🏥3　展開食と献立例

　病院の食事は種類が多いので，食種ごとに別々の献立になると調理作業の効率も悪くなる。また，購入する食材が多くなるなど，検収作業や保管場所も多く必要になることから，表4－5を院内食事箋規約とし，それに沿って展開食例を作成した。

　発注時のポイントとしては，魚はグラムカットされた商品を使用し，昼食に使用する酢豚の豚肉などもカットして納品してもらうと食中毒の交差汚染などを防ぐことができる。

　朝，昼，夕3食分の展開食の献立例を示し，ポイントを解説する。☞ P.77〜81。

1）展開食のポイント

（1）糖尿病食1,200kcal

　常食を基本にして，主食や主菜などを減らして考える。また，低エネルギーの海藻，きのこ類や野菜，汁物などを多く使用することにより，満腹感を得られるような献立に仕上げる。糖尿病食はバランスの良い食事なので，常食から展開しやすいと考えられる。夕食のかぼちゃの煮付けを提供する場合は，主食を減らす必要があるので，今回は献立を変更して違う材料ですまし汁にした。

（2）脂質異常食1,600kcal

　脂質の多い食品や調理方法を変更することで展開することができる。例えば，朝食のフレンチド

表4－5　給与栄養目標量例および食品構成表

	食種	7分粥	糖尿病	脂質異常	備考
目標量	エネルギー（kcal）	1,700	1,200	1,600	
	たんぱく質（g）	70	54	55	
	脂質（g）	50	35	25	
	炭水化物（g）	243	167	289	
単位	表1	7	6	10	
	表2	1.5	1	1.5	
	表3	6	3	3	
	表4	1.5	1.5	1.2	脂質異常症は低脂肪牛乳
	表5	1	1	0.5	
	表6	1.2	1.2	1.2	
	調味料　　さとう	1.1	0.6	0.6	
	みそ	0.2	0.2	0.2	
	嗜好食品　ジャム	0.5	0.4	0.5	糖尿病食は低糖度ジャム
	ジュース	1.1		1.1	果汁50％を使用
栄養量	エネルギー（kcal）	1,687	1,195	1,568	
	たんぱく質（g）	78	50	58	
	脂質（g）	49	33	24	
	炭水化物（g）	234	175	280	
比率	たんぱく質（％）	18.5	17.5	14.9	
	脂質（％）	26.0	24.3	13.9	
	炭水化物（％）	55.4	58.3	71.2	

＊比率はエネルギー比率である。
＊表中の表1～嗜好食品は単位数を示す。

レッシングをノンオイルのものに変更する。動脈硬化性疾患予防ガイドライン2017年版よりコレステロールの制限も求められることから，朝食の卵を使わず，牛乳は脂肪の少ない低脂肪牛乳に変更することで脂質が制限できる。「脂質は1日25g以下」が給与栄養目標となることから，昼食の酢豚は煮物に変更して脂質の摂取量を減らす。このように工夫すると1日の脂質量を制限することができる。この食事は，n－3系多価不飽和脂肪酸の摂取を増やすことからも，背の青い魚を使用することは良いと考える。今回は，常食からの展開と考えるとさけを使用すればよいが，40g程度（脂質の関係）しか使用できないため，魚の種類をあじに変更し，調理方法は同じとした。脂質を制限する食事となることから，エネルギー確保のために炭水化物を多く摂取できる献立に仕上げる（ジュースや果物をエネルギー源として補う）。この食事は慢性膵炎の間欠期などにも使用できる。

（3）7分粥

　基本は，軟らかく消化の良い食事に仕上げる。調理方法としては，蒸し物，煮物が中心となる。今回の7分粥の出来上がり量は220gで算出している。夕食の副食であるかぼちゃの煮付けは，皮をむいてから煮付けると軟らかく仕上げられる。夕食の焼き魚は煮魚に変更するなど調理方法に工夫をすると常食と同じ食材を使用することができる。夕食のサラダのきゅうりは皮をむき，茹でることにより軟らかくなる。かぼちゃやきゅうりは，廃棄率が食品成分表の値よりも多くなる。

朝食（常食2,000kcal）

料理名	食品名	使用量
主食　トースト	食パン	120 g
	高糖度いちごジャム	15 g
主菜　スクランブルエッグ	鶏卵/全卵	60 g
	普通牛乳	20 g
	食塩	0.5 g
	有塩バター	2 g
	サフラワー油	2 g
付合わせ	ブロッコリー/花序,生	30 g
	フレンチドレッシング	5 g
	トマト/果実,生	30 g
デザート　果物	りんご/生	75 g
牛乳	普通牛乳	200 g

エネルギー　：　659 kcal
たんぱく質　：　27.3 g
脂質　　　　：　25.1 g
食塩相当量　：　2.4 g

朝食（糖尿病食1,200kcal）

料理名	食品名	使用量
主食　トースト	食パン	60 g
	低糖度いちごジャム	15 g
主菜　サラダ	ブロッコリー/花序,生	30 g
	トマト/果実,生	30 g
茹で卵	鶏卵/全卵	30 g
	ドレッシングタイプ和風調味料	10 g
デザート　果物	りんご/生	75 g
牛乳	普通牛乳	200 g

エネルギー　：　406 kcal
たんぱく質　：　17.9 g
脂質　　　　：　13.6 g
食塩相当量　：　1.7 g

朝食（脂質異常食1,600kcal）

料理名	食品名	使用量
主食　トースト	食パン	120 g
	高糖度いちごジャム	15 g
主菜　サラダ	ブロッコリー/花序,生	30 g
	トマト/果実,生	30 g
	ドレッシングタイプ和風調味料	8 g
デザート　果物	りんご/生	75 g
牛乳	加工乳/低脂肪	200 g

エネルギー　：　482 kcal
たんぱく質　：　20.4 g
脂質　　　　：　7.4 g
食塩相当量　：　2.0 g

朝食（7分粥食）

料理名	食品名	使用量
主食　トースト	食パン	90 g
	高糖度いちごジャム	15 g
主菜　スクランブルエッグ	鶏卵/全卵	60 g
	普通牛乳	20 g
	食塩	0.5 g
	有塩バター	2 g
	サフラワー油	2 g
付合わせ	ブロッコリー/花序,生	30 g
	フレンチドレッシング	5 g
	トマト/果実,生	30 g
デザート　果物（コンポート）	りんご/生	75 g
	砂糖/上白糖	10 g
牛乳	普通牛乳	200 g

エネルギー　：　598 kcal
たんぱく質　：　24.7 g
脂質　　　　：　23.8 g
食塩相当量　：　2.1 g

作業工程表

時刻	調理室	下処理
6：30	パン・牛乳・ジャム 配膳	果物の下処理
6：50	果物 盛り付け・配膳	野菜の下処理
7：10	茹で卵の殻をとる トマト切裁	割卵
7：20	スクランブルエッグ	割卵
7：30	調理・盛り付け	サラダの盛り付け
8：00	配車	

1）茹で卵は、前の日に調理する個数を鍋に入れておき、調理開始時に火にかける。

2）下処理で行う仕事と、調理室で行う仕事は明確に分類する。

3）朝食作成人員は、最小限の人数で行うことが多いことから、下処理従事者が調理室で業務することがある。この場合、エプロン、靴などを変えて盛り付け業務に従事する。

4）卵の殻にはサルモネラ属菌などの食中毒菌が付着していることがあることから、割卵時は使い捨て手袋を着用する。

77

昼食（常食2,000kcal）

	料理名	食品名	使用量
主食	ご飯	こめ/水稲めし/精白米	90 g
主菜	酢豚	ぶた大型種肉/かたロース/赤肉,生	50 g
	下味	①こいくちしょうゆ	3 g
		①合成清酒	3 g
		①ごま油	2 g
		じゃがいも/でん粉	5 g
		サラフラワー油	4 g
		吸油率	8%
		たまねぎ/りん茎,生	20 g
		にんじん/根,皮付き,生	20 g
		青ピーマン/果実,生	50 g
		サラフラワー油	20 g
		吸油率	4.5 g
		溶き片栗粉	5%
		②米酢	15 g
		②こいくちしょうゆ	7 g
		②車糖/上白糖	4 g
		②本みりん	2 g
		②料理酒	2 g
		じゃがいも/でん粉	3 g
	中華風冷奴	絹ごし豆腐	75 g
		にんじん/根,皮付き,生	10 g
		きゅうり/果実,生	15 g
	錦糸卵	鶏卵/全卵	20 g
		サラフラワー油	0.5 g
		こいくちしょうゆ	5 g
		ごま油	1.5 g
副菜	ごま和え	ほうれんそう/葉,生	50 g
		ぶなしめじ/生	10 g
		ごま/いり	2 g
		こいくちしょうゆ	3 g

昼食（糖尿病食1,200kcal）

	料理名	食品名	使用量
主食	ご飯	こめ/水稲めし/精白米	43 g
主菜	酢豚風	ぶた大型種肉/かたロース/赤肉,生	30 g
		にんじん/根,皮付き,生	20 g
		たまねぎ/りん茎,生	50 g
		青ピーマン/果実,生	20 g
		サラフラワー油	4.5%
		吸油率	5%
		②米酢	15 g
		②こいくちしょうゆ	7 g
		②車糖/上白糖	4 g
		②本みりん	2 g
		②料理酒	2 g
	溶き片栗粉	じゃがいも/でん粉	3 g
副菜	ごま和え	ほうれんそう/葉,生	50 g
		ぶなしめじ/生	10 g
		こいくちしょうゆ	3 g

昼食（脂質異常食1,600kcal）

	料理名	食品名	使用量
主食	ご飯	こめ/水稲めし/精白米	65 g
主菜	豚肉と野菜の煮付け	ぶた大型種肉/かたロース/赤肉,生	30 g
		にんじん/根,皮付き,生	20 g
		たまねぎ/りん茎,生	50 g
		青ピーマン/果実,生	20 g
		はくさい/生	50 g
		①こいくちしょうゆ	7 g
		①車糖/上白糖	4 g
		①本みりん	2 g
		②料理酒	2 g
	溶き片栗粉	じゃがいも/でん粉	3 g
副菜	ごま和え	ほうれんそう/葉,生	50 g
		ぶなしめじ/生	10 g
		ごま/いり	2 g
		こいくちしょうゆ	3 g

昼食（7分粥食）

	料理名	食品名	使用量
主食	7分粥	こめ/水稲めし/精白米	31 g
		出来上がり220g	
主菜	豚肉と野菜の煮付け	ぶた大型種肉/かたロース/赤肉,生	30 g
		にんじん/根,皮付き,生	20 g
		たまねぎ/りん茎,生	50 g
		青ピーマン/果実,生	20 g
		はくさい/生	50 g
		①こいくちしょうゆ	7 g
		①車糖/上白糖	4 g
		①本みりん	2 g
		②料理酒	2 g
	溶き片栗粉	じゃがいも/でん粉	3 g
副菜	和え物	ほうれんそう/葉,生	70 g
		こいくちしょうゆ	3 g
		だし汁	1 g

汁物 具だくさんみそ汁

材料	(750 kcal)	(492 kcal)	(637 kcal)	(538 kcal)
ごぼう/根,生	30 g	30 g	30 g	
にんじん/根,皮付き,生	15 g	15 g	15 g	20 g
だいこん/根,皮付き,生	20 g	20 g	20 g	15 g
さといも/王茎,生	20 g	20 g	20 g	20 g
油揚げ	2 g	2 g	2 g	
絹ごし豆腐				35 g
葉ねぎ/葉,生	3 g	3 g	3 g	
だし汁	90 g	90 g	90 g	90 g
米みそ/淡色辛みそ	8 g	8 g	8 g	8 g
だし汁重量に対して	9 %	9 %	9 %	9 %
果物 バナナ			100 g	100 g
ジュース 温州みかん/50%果汁入り飲料			180 g	180 g
エネルギー	750 kcal	492 kcal	637 kcal	538 kcal
たんぱく質	28.6 g	19.8 g	18.3 g	20.1 g
脂	24.6 g	11.8 g	5.5 g	6.7 g
食塩相当量	3.7 g	2.5 g	2.4 g	2.5 g

作業工程表

時刻	調理室	下処理
8:10	米の計量・洗米	
8:25	野菜の切裁	豚肉の下味 / 煮付けの豚肉のカット
9:30		野菜の下茹で
9:45	酢豚（煮付け）、みそ汁の調理開始 / ごま和えの調理開始	
10:30	ごま和えの調理開始盛り付け開始	
11:00	酢豚等の盛り付け開始	果物・ジュースの盛り付け・配膳
11:30	ごはん・粥・みそ汁の盛り付け・配膳	
12:00	配車	

1) 昼食時は比較的人員が充足していることから、時間のかかる献立を作成する。
2) 豚肉を切り裁きする職員は、使い捨ての手袋を着用する。
3) 今回の献立では、生食する野菜がないことから、献立ごとに野菜を切裁する。
4) ごま和えは、早くから調味料を入れてしまうと野菜からの水分が薄くなるので、盛り付け直前に和える。
5) ご飯、みそ汁の盛り付けは一番最後に行うと適温で配膳することができる。

夕食（常食2,000kcal）

料理名	食品名	使用量
炊き込みご飯	こめ/水稲めし/精白	80 g
	えのきたけ/生	15 g
	にんじん/根,皮付き,生	10 g
	精粉こんにゃく	20 g
	①だし汁	110 g
	①うすくちしょうゆ	6 g
	①本みりん	8 g
さけの塩焼き	べにざけ/生	90 g
	食塩	0.7 g
		0.8%
だいこんおろし	だいこん/根,皮付き,生	40 g
	こいくちしょうゆ	2 g
きゅうりの酢の物	きゅうり/果実,生	40 g
	乾燥わかめ/素干し	2 g
	②こいくちしょうゆ	6 g
	②米酢	6 g
	②車糖/上白糖	3 g
かぼちゃの煮付け	西洋かぼちゃ/果実,生	50 g
	③こいくちしょうゆ	3 g
	③車糖/上白糖	1 g
	③本みりん	1 g
果物	キウイフルーツ	150 g

エネルギー： 563 kcal
たんぱく質： 28.8 g
脂質： 5.0 g
食塩相当量： 3.1 g

夕食（糖尿病食1,200kcal）

料理名	食品名	使用量
炊き込みご飯	こめ/水稲めし/精白	43 g
	えのきたけ/生	7 g
	にんじん/根,皮付き,生	5 g
	精粉こんにゃく	10 g
	①だし汁	60 g
	①うすくちしょうゆ	4 g
	①本みりん	5 g
さけの塩焼き	べにざけ/生	80 g
	食塩	0.6 g
		0.8%
だいこんおろし	だいこん/根,皮付き,生	40 g
	こいくちしょうゆ	2 g
	レモン/全果,生	10 g
きゅうりの酢の物	きゅうり/果実,生	40 g
	乾燥わかめ/素干し	2 g
	②こいくちしょうゆ	6 g
	②車糖/上白糖	3 g
すまし汁	焼きふ・板ふ	2 g
	葉ねぎ/葉,生	3 g
	②食塩	1 g
	②本みりん	2 g
	だし汁	150
		0.8%

エネルギー： 318 kcal
たんぱく質： 23.1 g
脂質： 4.1 g
食塩相当量： 3.5 g

夕食（脂質異常常食1,600kcal）

料理名	食品名	使用量
炊き込みご飯	こめ/水稲めし/精白	65 g
	えのきたけ/生	12 g
	にんじん/根,皮付き,生	8 g
	精粉こんにゃく	16 g
	①だし汁	90 g
	①うすくちしょうゆ	6 g
	①本みりん	8 g
あじの塩焼き	まあじ	60 g
	食塩	0.6 g
		1%
だいこんおろし	だいこん/根,皮付き,生	40 g
	こいくちしょうゆ	2 g
きゅうりの酢の物	きゅうり/果実,生	40 g
	乾燥わかめ/素干し	2 g
	②こいくちしょうゆ	6 g
	②米酢	6 g
	②車糖/上白糖	3 g
かぼちゃの煮付け	西洋かぼちゃ/果実,生	80 g
	③こいくちしょうゆ	5 g
	③車糖/上白糖	1.6 g
	③本みりん	1.6 g
果物	キウイフルーツ	150 g

エネルギー： 492 kcal
たんぱく質： 20.0 g
脂質： 3.5 g
食塩相当量： 3.4 g

夕食（7分粥）

料理名	食品名	使用量
雑炊風	こめ/水稲めし/精白	31 g
	にんじん/根,皮付き,生	10 g
	白菜	20 g
	だし汁	30 g
	鶏卵/全卵	6 g
	①うすくちしょうゆ	6 g
	①本みりん	8 g
だいこんおろし煮	べにざけ/生	90 g
	だいこん/根,皮付き,生	60 g
	②こいくちしょうゆ	6 g
	②本みりん	2 g
	②本みりん	2 g
サラダ	スパゲティ/乾	10 g
	にんじん/根,皮付き,生	10 g
	きゅうり/果実,生	10 g
	食塩	0.2 g
	マヨネーズ全卵型	15 g
かぼちゃの煮付け	西洋かぼちゃ/果実,生	80 g
	③こいくちしょうゆ	5 g
	③車糖/上白糖	1.6 g
	③本みりん	1.6 g

エネルギー： 536 kcal
たんぱく質： 30.9 g
脂質： 19.4 g
食塩相当量： 3.9 g

作業工程表

時刻	調理室	下処理
13：30	果物の切裁 野菜の切裁	
14：30		洗米
15：00	野菜の下茹でで 野菜の消毒	割卵 魚を流水で洗う
15：30	調理開始 盛り付け開始	炊飯
16：00	きゅうりの酢の物	魚の調理を開始
16：45	かぼちゃの盛り付け開始 魚の盛り付け開始	
17：20	炊き込みご飯と雑炊の盛り付け	
17：45	果物とすまし汁の盛り付け	
18：00	配車	

1）生食の果物と野菜から切裁する。きゅうりとだいこんおろしのだいこんは次亜塩素酸ナトリウム（食品添加物）で消毒を行う。
2）だいこんおろしはざるなどで水分を切っておく。
3）生魚を洗浄する調理職員が鉄板に並べる業務を行うと交差が少なくなる。使い捨ての手袋を着用する。
4）炊き込みご飯などは、早めに炊飯し、盛り付け前に米の硬さなどのチェックを行っておく。
5）すまし汁の具は椀盛りをしておく。

🏥4 危機管理対策（災害時）の病院の備蓄品

　過去の災害の教訓により，災害などで交通機関がまひし，食料品の供給が不能になった場合に，病院などの医療機関では最低3日間の食料の備蓄が必要であるとされている。衛生的に食料を保管するには，レトルト食品や缶詰の食品を選択することが望ましい。次頁に例示した災害時の献立を全量摂取すると1日当たり1,089kcalとなる。

①ライフライン（ガス，水道，電気）が使えないだけではなく，調理器具など全般が使用できないと想定する。

②災害により建物などが倒壊した場合に備え，保管する場所を1ヶ所だけではなく数ヶ所に分けて備蓄することでリスクを低減，回避する。例えば，フロアごとや病棟ごとに保管場所を設け，保存しておく。

④常温で保存が可能なレトルト食品や缶詰を用いる場合が多いが，缶詰を選択する場合は，イージーオープン缶を使用する（缶切りが不要である）。また，そのままの状態で食べることができ，個包装で開封しやすく，容易に配膳できる食品を用いる。

⑤アレルギー対応食を用意しておく。

⑥成人1人が1日に必要な水分量は，尿，不感蒸泄（肺・皮膚），糞便の排泄量として2,500mLある。摂取量としては，代謝水300mLと食物の水分量（非常食で水分が少ない）700mL程度となることから，飲水量としては，1,500mLが必要となる。電気が使えなくなるとエレベーターを使用することができなくなることで，水の持ち運びはかなりの重労働になる。このことより，飲水分（3日分・各病棟の病床分）は各病棟に保管する場所を確保することが必要となる。

⑦備蓄品にも賞味期限があり，それを過ぎてしまうと廃棄することとなって無駄になってしまう。そうならないよう消費期限をチェックし，期限前に新しい備蓄品を補充するようにする。また，新しいものが納入されたら，古いものは消費期限前に使い切ってしまうようにする。下記にあげた1日分の備蓄品を，患者食，職員食として使用するための工夫を考える。

1日分の備蓄品例
朝食：パンの缶詰，フルーツミックス缶，野菜ジュース缶
昼食：玉子粥，やきとり缶，トマトジュース缶
夕食：白粥，さんまの缶詰，黄桃缶

　例えば，やきとり缶は親子丼にするなどひと手間加えて提供をする。さんまの缶詰はそぼろにして三色丼に仕上げるなど，備蓄品の使い道も考えて購入する。トマトジュース缶も料理に使用し，野菜ジュースは朝食の飲み物の代わりに提供する。飲水も賞味期限前には料理に使用する。

⑧果物缶詰は，オリゴ糖が入った商品を選ぶ。その理由としては，生鮮食品（野菜，果物）が摂取できない状態が続き，便秘になりやすいことが考えられるため，腸内細菌を整えるために使用する。

⑨病院に入院している患者は高齢者が多いことから，朝食のパンには軟らかい「おいものパン」

を用いた。嚥下に問題がある患者や経腸栄養の患者もいるので，その食品の備蓄も必要となる。

⑩救援物質が到着するまでは，職員食も用意する必要がある。

⑪夜間に災害が起こった場合は職員数も少ないことから，職員全員に非常食や水の保管場所がわかるようにマニュアル作成が必要となる。

⑫水が使用できないので，使い捨ての手袋，アルコール，ビニール袋なども備蓄品と一緒に入れておくと便利である。

災害時朝食			災害時昼食			災害時夕食		
料理名	食品名	使用量	料理名	食品名	使用量	料理名	食品名	使用量
パン	おいものパン〔岡根谷〕	100 g	粥	玉子がゆ〔味の素kkおかゆ〕	250 g	粥	白がゆ〔味の素kkおかゆ〕	250 g
果物	朝からフルーツミックス〔はごろも〕（オリゴ糖入り）	190 g	やきとり	やきとり缶〔HOTEI〕	85 g	魚の缶詰	さんま蒲焼〔ニッスイ〕	100 g
ジュース	野菜生活(缶)〔カゴメ〕	190 g	ジュース	トマトジュース缶(低塩)〔カゴメ〕	190 g	果物	朝からフルーツ黄桃〔はごろも〕（オリゴ糖入り）	190 g
エネルギー：		384 kcal	エネルギー：		285 kcal	エネルギー：		420 kcal

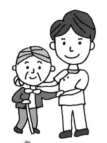

第5章

高齢者介護福祉施設

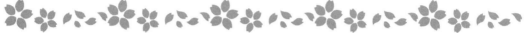

🚶 1　はじめに

　高齢者介護福祉施設には，**老人福祉法**と**介護保険法**に基づく施設がある。老人福祉法で定められている入所型施設は，**特別養護老人ホーム**，**養護老人ホーム**，**軽費老人ホーム**等であり，介護保険法で定められている施設は，**介護老人福祉施設**，**介護老人保健施設**，**介護療養型医療施設**（2024年3月廃止），**介護医療院**である。ここではこの2つの法律に基づいた施設として，主に特別養護老人ホーム（介護保険法では介護老人福祉施設）の給食について述べる。超高齢社会において，高齢者の栄養問題は前期高齢者・後期高齢者，性別，老化の状態，筋肉の状態など個人差が大きく，主に高齢者を対象にした介護保険制度の施設では，一人ひとりの栄養状況を判断し，栄養計画，食事サービスを考える「**栄養ケア・マネジメント**」が行われている。また，栄養素を食事として口から摂取することはQOLを大いに高めるため，経口移行加算，経口維持加算Ⅰ・Ⅱ等によってそれを支援する取り組みもみられる。命の尊厳とその人らしい生き方を支援する生活の場として食事は重要であり，一人ひとりの食形態を見極め，安心して食べて頂くための栄養管理，給食管理が求められる。

🚶 2　介護保険制度におけるしくみと施設

　介護保険制度における入所施設には，介護老人福祉施設（特別養護老人ホーム），介護老人保健施設，介護療養型医療施設，介護医療院がある。

　介護老人福祉施設（特別養護老人ホーム）は「**特養**」と呼ばれ，生活の場としてあり，病気や障がいなどによって在宅での生活が困難とされた高齢者が入居できる介護保険施設である。

　介護老人保健施設は，医療と福祉の中間的な施設で略して「**老健**」と呼ばれ，看護師や理学療法士，作業療法士，言語聴覚士などの専門スタッフがサポートする形で，在宅復帰を目指す。食事や入浴・排泄などの日常生活のサポートや，療養上のケアを受け，リハビリテーションなどの機能訓練を通して家庭での生活に戻れるように自立復帰を目指し，在所期間は3ヶ月から半年，長くても1年未満となり，終身での利用はできない。

　両施設とも自立した日常生活を営むことを目指した施設であるが，重度化する傾向にある。

　施設の部屋タイプには，個室と，1つの部屋に複数のベッドがある多床タイプがある。そのほかに，**ユニット**といい個室10室以下に対してロビー，ダイニング，簡易キッチン，浴室を共有する1

つの共同体をなすタイプのものもある。ユニットでは専任の施設スタッフが担当し，食事も各ユニットで再加熱したりと，より温かいアットホームな雰囲気にある。

🚶3　高齢者介護福祉施設の給食

　介護老人福祉施設（特別養護老人ホーム）には，一般的に「終の棲家」として入所する場合と，在宅での生活が何らかの理由で一時的に困難となった場合に利用できる短期入所（**ショートステイ**）がある。毎日の食事サービスは朝昼夕の3食を基本とし，必要に応じておやつが提供されている。また，通所サービスとして昼間だけの**デイサービス**が併設されている場合があり，その場合は昼食とおやつのみである。

　生活の一部として食事は楽しみの一つでもあるが，このような施設の給食は，年齢を重ねることによって起こる生理的老化に加え何らかの疾病や精神的障害，機能低下による日常生活動作（activity of daily living：**ADL**）の障害により，介護を必要とした食事のサービスとなる。中には，**咀嚼・嚥下機能障害**から，**誤嚥**を防ぐため**経腸栄養**による栄養補給になる場合もある。しかし，口からの摂取はよりその人らしい食を取り戻すために重要であり，経腸栄養から経口移行加算，経口維持加算Ⅰ・Ⅱ等による訓練が行われることがある。

🚶4　栄養管理計画

　高齢者は個人差が大きく，健康状態や身体活動に格差がある。一人ひとりの身体状況・活動レベルに応じた栄養目標量を立て，給与栄養目標量の検討が必要である。

　日本人の食事摂取基準（2020年版）の対象は，高齢者においては**フレイルティ（フレイル）**に関する危険因子を有していたりしても，おおむね自立した日常生活を営んでいる者，およびこのような者を中心として構成されている集団は含むものとする。具体的には，歩行や家事などの身体活動を行っている者であり，体格（body mass index：BMI，体重（kg）÷身長（m）^{2}）が標準より著しく外れていない者とする。なお，フレイルについては，現在のところ世界的に統一された概念は存在せず，フレイルを健常状態と要介護状態の中間的な段階に位置づけると考える。Friedらは，①体重減少，②主観的疲労感，③日常生活活動量の減少，④身体能力（歩行速度）の減弱，⑤筋力（握力）の低下のうち3項目が当てはまればフレイルとし，1〜2項目が当てはまる場合はフレイル前段階と定義した。一方で介護保険施設の高齢者は，何かしらの問題を抱え，要介護状態にある人（特別養護老人ホームは，主に要介護度3以上）である。しかしながら，栄養管理は食事摂取基準をもとに個人差を考慮したものとなる。

　「栄養ケア・マネジメント」は，一人ひとりの身体・食生活状況，栄養ケアの課題等を踏まえた栄養ケア計画を立てる必要がある。中には，療養食加算により医師による食事箋発行で治療食が提供される場合もある。

1）加齢に伴う身体的・機能的特徴

　加齢に伴う変化は個人差が大きく，改善・向上ができればいいが，高齢者においては生理的老化や合併症を伴った病的老化，認知症をはじめとする精神的老化など複雑に慢性化した状況があり，

ケア計画の内容は重症化の予防や現状維持にとどまることが多い。例えば，脳梗塞による後遺症から右片麻痺がある場合，食事の摂取においても麻痺側の認知が悪いため右半分の食事には手を付けず，左手で食べるため摂取することが困難になる。さらに，麻痺側の咀嚼・嚥下が十分でないため口腔内に食べかすが残ってしまうという問題を生じやすく，結果として摂取量が減少してしまう。摂取量の減少を招く身体的・機能的特徴として，下記の項目があげられる。

①加齢に伴う感覚機能（味覚・嗅覚等）の低下。
②咀嚼機能の低下した高齢者では，肉や硬い野菜などたんぱく質，食物繊維の多い食品摂取量の減少。
③嚥下障害の拡大による誤嚥性肺炎。
④加齢に伴う基礎代謝の低下と活動量の低下。
⑤骨格筋のたんぱく質合成反応の低下による筋肉の萎縮。

2）栄養ケア・マネジメントのアセスメントとリスク判定
（1）アセスメント（栄養スクリーニング）

食事の摂取状況として，介助が必要か自力摂取ができるか，好き嫌いやアレルギーを含めた食習慣，疾病の有無，性別・年齢，身体活動の状況，身長・体重（BMI），咀嚼・嚥下機能状況等を把握する。特に咀嚼・嚥下機能は食事を口から摂取できるか，誤嚥はないかなど摂取量に大きく影響するため，より丁寧な観察が必要である。

（2）リスク判定（低栄養のリスク）

体重の目標とするBMIは2020年より表5－1の値が目標となり，表5－2に示した低栄養のリスクで，中・高リスクの判定であると**低栄養**があると判断できる。

3）給与栄養目標量の決定

栄養ケア・マネジメントを実施している場合には，個別の高齢者の栄養状態に着目した栄養管理が行われるため，入所者年齢構成表および給与栄養目標量に関する帳票は，作成する必要がない。

表5－1　目標とするBMI（高齢者）

年齢（歳）	目標とするBMI（kg／㎡）
50～64	20.0～24.9
65～74	21.5～24.9
75以上	21.5～24.9

（日本人の食事摂取基準（2020年版）より）

表5－2　低栄養のリスク（70歳以上）

リスク分類	低リスク	中リスク	高リスク
BMI	18.5～29.9	18.5未満	
体重減少率	変化なし	1か月に3～5％未満	1か月に5％以上
	（減少3％未満）	3か月に3～7.5％未満	3か月に7.5％以上
		6か月に3～10％未満	6か月に10％以上
血清アルブミン値	3.6g/dL 以上	3.0～3.5g/dL	3.0g/dL 未満
食事摂取量	76～100％	75％以下	
栄養補給法		経腸栄養法	
		静脈栄養法	
褥瘡			褥瘡

表5-3 身体活動レベル

レベルⅠ (低い)	レベルⅡ (ふつう)	レベルⅢ (高い)
1.45*	1.7*	1.95*
ベッド上安静	リハビリテーション	ベッド外活動
1.2	1.3	1.4

*65～74歳。75歳以上は−0.05する（レベルⅢは記載なし）。

表5-4 基礎代謝基準値

年齢	男性	女性
65～74歳	21.6	20.7
75歳以上	21.5	20.7

* （kcal/体重 kg/日）

（1）給与エネルギー量

　高齢者の場合，エネルギー量は身体活動レベルに応じて変わってくる。一般的に身体的に健康であれば，65～74歳（表5-3）と75歳以上（表5-3の値に−0.05）では異なる。

　ただし，ここで得た身体活動レベルは平均70～74歳が対象であり，80歳以上のデータは不足しているため十分考慮して設定する必要がある。介護度が進むにつれ活動量が低下するため，身体状況によりベッド上安静，ベッド外活動，リハビリテーション中の身体活動レベルになる場合が多い。

基礎代謝量の求め方

・Harris-Benedict 式

　男性：66.47＋13.75×体重 kg ＋5.0×身長 cm −6.76×年齢

　女性：655.1＋9.56×体重 kg ＋1.85×身長 cm −4.68×年齢

・基礎代謝基準値をもとに算出する場合

　基礎代謝量（kg/ 日）＝基礎代謝基準値（kcal/kg 体重 / 日）×体重（kg）　　…A

A式に表5-4の基礎代謝基準値と体重をあてはめ算出する。

＊体重は Harris-Benedict の場合は，現在の体重，体重がわからない時とA式を使う場合は，標準体重（BMI22 の体重）で算出する。

推定エネルギー必要量の求め方

　推定エネルギー必要量＝基礎代謝量（kg/ 日）×身体活動レベル　　…B

　月に1回は体重測定をする。その際，体重の変動が表5-2に示す BMI や体重減少率の中・高リスクに該当する場合，エネルギー必要量の見直しが必要である。

（2）たんぱく質，脂質，炭水化物

　高齢者の場合，生理的な機能低下と活動量の低下により筋力・筋肉量の低下を招きやすい。さらに食欲低下，摂食・嚥下機能低下に伴いたんぱく質の摂取量低下は**フレイル**（虚弱）や**サルコペニア**（筋肉量低下）を出現させ，転倒・骨折につながりやすい。十分な筋量と筋力を維持・改善するためには，良質なたんぱく質を毎食摂取する必要がある。

表5-5　ビタミン，ミネラル，その他の食事摂取基準（75歳以上）

1日当たり

性別	ビタミンA（μgRAE）	ビタミンB$_1$（mg）	ビタミンB$_2$（mg）	ビタミンC（mg）	カルシウム（mg）	鉄（mg）	食物繊維（g）	食塩相当量（g）
男性	800	1.2	1.3	100	700	7.0	20以上	7.5未満
女性	650	0.9	1.0	100	600	6.0	17以上	6.5未満

（日本人の食事摂取基準（2020年版）より）

表5-6　1日18単位（1,440kcal）の場合の食品構成（例）

食品交換表	表1	表2	表3	表4	表5	表6	調味料
食品の種類	穀物いも豆など	くだもの	魚介大豆チーズ肉	牛乳など	油脂多脂性食品	野菜海藻きのここんにゃく	みそみりん砂糖
1日の指示単位	8	1	4.5	1.5	1	1.2	0.8

（日本糖尿病学会：糖尿病食事療法のための食品交換表　第7版より作成）

・たんぱく質の必要量

　　13〜20％（中央値16.5％）のエネルギー値

　　推奨量（g／日）＝推定平均必要量（g／日）×推奨量算定係数

　　　　　　　　　　＝0.85g／kg体重／日×1.25

　　　　　　　　　　＝1.06g×体重

・脂質（目標量）

　　20〜30％（中央値25％）のエネルギー値

・炭水化物（目標量）

　　50〜65％（中央値57.5％）のエネルギー値

（3）ビタミン，ミネラル，その他の栄養目標量

　　表5-5に示す推奨量（推奨量がない場合，目安量・目標量）に近い摂取量になるよう設定する。

（4）食品構成

　　食品を6つの分類（表1〜表6）と調味料に分け，1単位（80kcal）当たりの目安量が表示された**糖尿病食事療法のための食品交換表**を用いると，比較的容易に食品構成を決めることができる。表5-6に1日18単位（1,440kcal）の指示単位の例を示す。

（5）栄養量の配分

　　朝食，昼食，夕食の3食に加え，午前10時の水分補給や午後3時のおやつ等（施設によって違う）を考慮する。

5　献立計画作成

1）献立計画作成

　　特別養護老人ホームの場合，日常の食事は家庭的な雰囲気の食事内容となるように心掛け，時折の行事で開放感のある嗜好性の高い食事サービスとする。また，昼間はデイサービスの併設施設がある場合が多く，献立のパターンを立てておくことで献立の重複を改善できる。

献立パターンを立てる際には，主食（ご飯，パン，めんなど），主菜のたんぱく源を肉（鶏・豚・牛）・魚・大豆製品・卵と調理法（和洋中など）を2週間で連続しないように決める。夕食は昼食と違うたんぱく源と調理法を選ぶ。朝食は施設の調理室の人数によって献立に制約が生じるが，ご飯を主としてパンの選択も考慮し，たんぱく源を主菜（温泉卵や納豆，焼魚等）や副菜に入れる必要がある。前述の糖尿病食事療法のための食品交換表を利用すると手間がかからない。その場合，表3から毎食1単位（80kcal）以上を選択するとよい。

2）様々な食形態

常食からの展開として，咀嚼・嚥下困難者への対応が必要になる。咀嚼困難は噛み砕くことを補うために刻むか軟らかくする必要があり，嚥下困難は飲み込むことを支援するための工夫が必要で，通常は咀嚼と嚥下を両方とも考慮しなければならない。一般的に一口大（コロコロ），粗刻み，極小刻み（みじん切り），ソフト食（ムース状の固まりにしたもの）などがある（呼び名は様々）。

刻みだけでは口の中でバラけるおそれがあり，飲み込みにくくなる可能性があるため，まとまりを作る必要がある。それには，次のような補助食品がある。

とろみ剤：とろみをつけ，まとまりやすくするためのものである。片栗粉やくず粉などのでんぷんは汁に加熱をすることでとろみがつくが，市販のとろみ剤は加熱することなく，汁物等の水分に加えて撹拌するだけでとろみがつく。

ゲル化剤：ゼラチンや寒天は，固めてのど越しを良くするためのものであるが，ゲル化剤は固い寒天のように口の中でバラけず，ゼラチンのように常温以上の温度で溶けないため温かいゼリーを作ることができる。例えば，みそ汁を温かいゼリー状のものにすることができる。

ソフト食は，普通の料理に水分や油分を補いミキサー（フードプロッセッサーを含む）にかけ，蒸したり，ゲル化剤などで固めた形のあるものである。一般的に固いたけのこやごぼうなどもゲル化剤とともにミキサーにかけ固めると軟らかく提供できる。

🚶6 献立例

主に70歳以上の一般食と，咀嚼・嚥下の低下した高齢者を対象とした嚥下食（嚥下食ピラミッドL1～3のゼリー状からピューレ，ペースト状まで）の献立展開を，七夕，敬老の日の朝・昼・夕の各3食で紹介する。

（1）献立例：七夕 ☞ P.90～91

（2）献立例：敬老の日 ☞ P.92～93

	料理名	食品名	使用量		料理名	食品名	使用量		料理名	食品名	使用量
主食	ご飯	こめ/水稲穀粒/精白米 強化米	60 g	主食	全粥 (ミキサー)	こめ/水稲穀粒/精白米 強化米 ゲル化剤	45 g	主食	おにぎり	こめ/水稲穀粒/精白米 強化米 あおのり　素干し	40 g 1 g
主菜	温泉卵	鶏卵/全卵 あさつき かつお昆布だし みりん/本みりん うすくちしょうゆ だしに対しての食塩相当量	50 g 2 g 10 g 1 g 1 g 2 %	主菜	温泉卵	鶏卵/全卵 かつお昆布だし みりん/本みりん うすくちしょうゆ だしに対しての食塩相当量	50 g 10 g 1 g 1 g 2 %	主食	七夕ソーメン	そうめん・ひやむぎ/乾 トマト/果実,生 オクラ/果実,生 あさつき/葉,生 かつお昆布だし こいくちしょうゆ だしに対しての食塩相当量 みりん/本みりん ぶた/ゼラチン	30 g 20 g 10 g 3 g 30 g 6 g 3 % 6 g 0.8 g
副菜	金平ごぼう	ごぼう/根,生 にんじん/根,皮なし,生 さやえんどう/若ざや,生 ごま/いり こいくちしょうゆ 材料に対しての食塩相当量 車糖/上白糖 調合油 ごま油 かつお昆布だし	20 g 20 g 5 g 1 g 3 g 2 % 2 g 2 g 0.5 g 5 g	副菜	金平ごぼう	ごぼう/根,生 にんじん/根,皮つき,生 さやえんどう/若ざや,生 ごま/いり こいくちしょうゆ 材料に対しての食塩相当量 車糖/上白糖 調合油 ごま油 かつお昆布だし ゲル化剤	20 g 20 g 5 g 1 g 3 g 2 % 2 g 2 g 0.5 g 40 g	主菜	あゆの塩焼き	あゆ/天然,生 食塩 材料に対して きゅうり生 しそ葉,生	60 g 0.5 g 0.8 % 30 g 2 g
汁物	みそ汁	西洋かぼちゃ/果実,生 たまねぎ/りん茎,生 にら 麦みそ だしに対しての食塩相当量 煮干しだし 煮干し2%	20 g 20 g 5 g 7 g 0.7 % 100 g 2 g	汁物	みそ汁	西洋かぼちゃ/果実,生 たまねぎ/りん茎,生 にら 麦みそ だしに対しての食塩相当量 煮干しだし 煮干し2% とろみ剤	20 g 20 g 5 g 7 g 0.7 % 100 g 2 g	副菜	とうがんのみそ煮	とうがん/果実,生 ぶた(大型)/もも/皮下脂肪なし さやいんげん/若ざや,生 しょうが/根茎,生 かつお昆布だし 麦みそ 全材料に対して食塩相当量 うすくちしょうゆ 全材料に対して食塩相当量 車糖/上白糖 清酒/上撰	50 g 30 g 10 g 2 g 50 g 5 g 0.4 % 1 g 0.2 % 3 g 2.5 g
デザート	フルーツ	バナナ	50 g	デザート	フルーツ	バナナ	50 g	デザート	ミルキーゼリー	普通牛乳 車糖/上白糖 てんぐさ/粉寒天 水 キウイフルーツ/生	30 g 6 g 0.3 g 30 g 20 g
間食	牛乳	普通牛乳	180 g	間食	牛乳	普通牛乳	180 g				

エネルギー：531 kcal たんぱく質：19.0 g 脂　　質：16.2 g 食塩相当量：1.9 g	エネルギー：480 kcal たんぱく質：18.1 g 脂　　質：16.0 g 食塩相当量：1.9 g	エネルギー：460 kcal たんぱく質：27.5 g 脂　　質：5.5 g 食塩相当量：3.6 g

＊ゲル化剤，とろみ剤はメーカーによって加える量が異なる。
＊みそは地域によって異なる。

七夕昼食（嚥下食）

	料理名	食品名	使用量
主食	粥	こめ/水稲穀粒/精白米	30 g
		強化米	
		ゲル化剤	
主食	七夕ソーメン	そうめん/ひやむぎ/乾	30 g
		かつお昆布だし	10 g
		トマト/果実,生	20 g
		かつお・昆布だしとろみ剤	10 g
		オクラ/果実,生	10 g
		かつお昆布だしとろみ剤	10 g
		かつお昆布だし	30 g
		こいくちしょうゆ	6 g
		だしに対しての食塩相当量	3 %
		みりん/本みりん	6 g
		ぶた/ゼラチン	0.8 g
主菜	あゆの塩焼き	あゆ/天然,生	30 g
		食塩	0.2 g
		材料に対して食塩相当量	0.8 %
		はんぺん	30 g
		きゅうり/生	30 g
		かつお昆布だし	10 g
		しそ/葉,生	2 g
副菜	とうがんのみそ煮	とうがん/果実,生	50 g
		かつお昆布だし	10 g
		ゲル化剤	
		ぶた(大型)/もも/皮下脂肪なし	30 g
		さやいんげん/若ざや,生	10 g
		しょうが/根茎,生	2 g
		かつお昆布だし	50 g
		麦みそ	5 g
		全材料に対して食塩相当量	0.4 %
		うすくちしょうゆ	1 g
		全材料に対して食塩相当量	0.2 %
		車糖/上白糖	3 g
		清酒/上撰	2.5 g
デザート	ミルキーゼリー	普通牛乳	30 g
		車糖/上白糖	6 g
		てんぐさ/粉寒天	0.3 g
		水	30 g
		キウイフルーツ/生 (種を除いてミキサー)	20 g

エネルギー：	424 kcal
たんぱく質：	24.2 g
脂　　質：	5.0 g
食塩相当量：	3.6 g

七夕夕食

	料理名	食品名	使用量
主食	ご飯	こめ/水稲穀粒/精白米	60 g
		強化米	
主菜	中華炒め	ブロッコリー/花序,生	30 g
		たまねぎ/りん茎,生	20 g
		にんじん/根,皮なし,生	10 g
		たけのこ/若茎,生	10 g
		しいたけ/乾	0.5 g
		きくらげ/乾	1 g
		ブラックタイガー/養殖,生	20 g
		ぶた(大型)/もも/皮下脂肪なし	30 g
		しょうが/根茎,生	0.5 g
		清酒/上撰	1 g
		調合油	2 g
		うずら卵/水煮缶詰	10 g
		調合油	4 g
		うすくちしょうゆ	3 g
		材料に対しての食塩相当量	0.4 %
		清酒/普通酒	2 g
		食塩	0.5 g
		材料に対しての食塩相当量	0.4 %
		中華だしの素	0.4 g
		材料に対しての食塩相当量	0.2 %
		水	20 g
		じゃがいもでん粉	2 g
副菜	辛み漬け	きゅうり/果実,生	30 g
		若鶏肉/ささ身/生	10 g
		セロリー/葉柄,生	10 g
		にんじん/根,皮なし,生	10 g
		ごま油	0.2 g
		穀物酢	4 g
		こいくちしょうゆ	3 g
		材料に対しての食塩相当量	0.8 %
		みりん/本みりん	0.8 g
汁物	ザーサイスープ	ザーサイ/漬物	3 g
		絹ごし豆腐	20 g
		チンゲンサイ/葉,生	20 g
		中華だしの素	0.5 g
		水に対しての食塩相当量	0.3 %
		食塩	0.1 g
		水に対しての食塩相当量	0.1 %
		うすくちしょうゆ	1 g
		水に対しての食塩相当量	0.2 %
		水	100 g
		清酒/普通酒	1 g
		じゃがいもでん粉	1 g

エネルギー：	415.2 kcal
たんぱく質：	22.0 g
脂　　質：	11.1 g
食塩相当量：	2.5 g

七夕夕食（嚥下食）

	料理名	食品名	使用量
主食	全粥 (ミキサー)	こめ/水稲穀粒/精白米	45 g
		強化米	
		ゲル化剤	
主菜	中華炒め	ブロッコリー/花序,生	30 g
		かつお昆布だしとろみ剤	10 g
		にんじん/根,皮なし,生	10 g
		ブラックタイガー/養殖,生	20 g
		かつお昆布だしとろみ剤	10 g
		たまねぎ/りん茎,生	20 g
		たけのこ/若茎,生	10 g
		しいたけ/乾	0.5 g
		きくらげ/乾	1 g
		ぶた大型もも皮下脂肪なし	30 g
		しょうが 根茎,生	0.5 g
		清酒/上撰	1 g
		調合油	2 g
		かつお昆布だしとろみ剤	10 g
		うずら卵/水煮缶詰	10 g
		かつお昆布だしとろみ剤	2 g
		調合油	4 g
		うすくちしょうゆ	3 g
		材料に対しての食塩相当量	0.4 %
		清酒/普通酒	2 g
		食塩	0.5 g
		材料に対しての食塩相当量	0.4 %
		中華だしの素	
		材料に対しての食塩相当量	0.2 %
		水	20 g
		じゃがいもでん粉	2 g
副菜	辛み漬け	きゅうり/果実,生	30 g
		若鶏肉/ささ身/生	10 g
		セロリー/葉柄,生	10 g
		にんじん/根,皮なし,生	10 g
		ごま油	0.2 g
		穀物酢	4 g
		こいくちしょうゆ	3 g
		材料に対しての食塩相当量	0.8 %
		みりん/本みりん	0.8 g
		かつお昆布だし	10 g
		ゲル化剤	
汁物	ザーサイスープ	ザーサイ/漬物	3 g
		絹ごし豆腐	20 g
		チンゲンサイ/葉,生	20 g
		中華だしの素	0.5 g
		水に対しての食塩相当量	0.3 %
		食塩	0.1 g
		水に対しての食塩相当量	0.1 %
		うすくちしょうゆ	1 g
		水に対しての食塩相当量	0.2 %
		水	100 g
		清酒/普通酒	1 g
		じゃがいもでん粉	1 g
		ゲル化剤	

エネルギー：	365 kcal
たんぱく質：	21.1 g
脂　　質：	11.0 g
食塩相当量：	2.6 g

	料理名	食品名	使用量		料理名	食品名	使用量		料理名	食品名	使用量
		敬老の日朝食・間食				敬老の日朝食（嚥下食）・間食				敬老の日昼食	
主食	ご飯	こめ/水稲穀粒/精白米 強化米	60 g	主食	全粥 （ミキサー）	こめ/水稲穀粒/精白米 強化米 ゲル化剤	45 g	主食	赤飯	こめ/水稲穀粒/精白米 （うるち米40, もち米15） あずき/全粒, 乾 ごま/いり	55 g 12 g 0.5 g
主菜	卵とじ	こまつな/葉, 生 にんじん/根, 皮なし, 生 生揚げ 鶏卵/全卵, 生 かつお昆布だし うすくちしょうゆ みりん/本みりん 車糖/上白糖	20 g 5 g 10 g 25 g 20 g 3 g 1.5 g 0.7 g	主菜	卵とじ	こまつな/葉, 生 にんじん/根, 皮なし, 生 生揚げ 鶏卵/全卵, 生 かつお昆布だし うすくちしょうゆ みりん/本みりん 車糖/上白糖 ゲル化剤	20 g 5 g 10 g 25 g 20 g 3 g 1.5 g 0.7 g g	主菜	南蛮和え	まだい/天然, 生 食塩 じゃがいもでん粉 調合油 だいこん/根, 皮なし, 生 かいわれだいこん/ 芽ばえ, 生 にんじん/根, 皮なし, 生 穀物酢 うすくちしょうゆ 和え衣に対しての食塩相当量 車糖/上白糖	40 g 0.3 g 4 g 5 g 40 g 3 g 8 g 8 g 2.5 g 0.8 % 2 g
副菜	お浸し （はくさい）	はくさい/結球葉, 生 かつお節 うすくちしょうゆ 穀物酢	60 g 1 g 3 g 2 g	副菜	お浸し （はくさい）	はくさい/結球葉, 生 かつお節 うすくちしょうゆ 穀物酢 かつお昆布だし ゲル化剤	60 g 1 g 3 g 2 g 4 g g	副菜	えびそぼろ あんかけ	とうがん/果実, 生 西洋かぼちゃ/果実, 生 ブラックタイガー/養殖, 生 さやえんどう/若ざや, 生 うすくちしょうゆ えびのあんに対して の食塩相当量 車糖/上白糖 みりん/本みりん 清酒/普通酒 かつお昆布だし じゃがいもでん粉	30 g 30 g 20 g 15 g 6 g 1.4 % 3 g 2 g 3 g 50 g 2 g
汁物	みそ汁	たまねぎ/りん茎, 生 乾燥わかめ あさつき 麦みそ だしに対しての食塩 相当量 煮干しだし 煮干し2%	20 g 1 g 5 g 8 g 0.7 % 100 g 2 g	汁物	みそ汁	たまねぎ/りん茎, 生 乾燥わかめ あさつき 麦みそ だしに対しての食塩 相当量 煮干しだし 煮干し2%	20 g 1 g 5 g 8 g 0.7 % 100 g 2 g	副菜	なすの みそ田楽	なす/果実, 生 調合油 米みそ/甘みそ なすに対しての食塩相当量 みりん/本みりん けし/乾	30 g 3 g 3 g 0.6 % 1 g 0.1 g
デザート	フルーツ	ぶどう	50 g	デザート	フルーツ	ぶどうジュース とろみ剤	50 g	小付け	香の物	漬物/しば漬 だいこん/根, 皮なし, 生	8 g 20 g
間食	牛乳	普通牛乳	180 g	間食	牛乳	普通牛乳	180 g	汁物	すまし汁	鶏卵類/たまご豆腐 ぶなしめじ/生 切りみつば/葉, 生 食塩 だしに対しての食塩相当量 うすくちしょうゆ だしに対しての食塩 相当量 かつお昆布だし	20 g 20 g 10 g 0.2 g 0.2 % 3 g 0.5 % 100 g
								デザート	フルーツ	日本なし/生	60 g
	エネルギー :	442 kcal			エネルギー :	391 kcal			エネルギー :	507 kcal	
	たんぱく質 :	16.1 g			たんぱく質 :	15.2 g			たんぱく質 :	39.4 g	
	脂　質 :	11.9 g			脂　質 :	11.8 g			脂　質 :	10.2 g	
	食塩相当量 :	2.4 g			食塩相当量 :	2.4 g			食塩相当量 :	2.8 g	

敬老の日昼食（嚥下食）

	料理名	食品名	使用量
主食	赤飯	こめ/水稲穀粒/精白米（うるち米30, もち米10）	40 g
		あずき/全粒, 乾	9 g
主菜	南蛮和え	まだい/天然, 生	40 g
		食塩	0.3 g
		じゃがいもでん粉	4 g
		調合油	5 g
		かつお昆布だし	40 g
		ゲル化剤	
		だいこん/根, 皮なし, 生	40 g
		かいわれだいこん/芽ばえ, 生	3 g
		にんじん/根, 皮なし, 生	8 g
		穀物酢	8 g
		うすくちしょうゆ	2.5 g
		和え衣に対しての食塩相当量	0.8 %
		車糖/上白糖	2 g
副菜	えびそぼろあんかけ	とうがん/果実, 生	30 g
		かつお昆布だし	10 g
		ゲル化剤	
		西洋かぼちゃ/果実, 生	30 g
		かつお昆布だし	10 g
		ゲル化剤	
		ブラックタイガー/養殖, 生	20 g
		さやえんどう/若ざや, 生	15 g
		うすくちしょうゆ	6 g
		えびのあんに対しての食塩相当量	1.4 %
		車糖/上白糖	3 g
		みりん/本みりん	2 g
		清酒/普通酒	3 g
		かつお昆布だし	50 g
		じゃがいもでん粉	2 g
副菜	なすのみそ田楽	なす/果実, 生	30 g
		調合油	3 g
		かつお・昆布だし	10 g
		ゲル化剤	
		米みそ/甘みそ	3 g
		なすに対しての食塩相当量	0.6 %
		みりん/本みりん	1 g
小付け	香の物	漬物/しば漬	8 g
		だいこん/根, 皮なし, 生	20 g
		かつお昆布だし	10 g
		とろみ剤	
汁物	すまし汁	鶏卵類/たまご豆腐	20 g
		ぶなしめじ/生	20 g
		切りみつば/葉, 生	10 g
		食塩	0.2 g
		だしに対しての食塩相当量	0.2 %
		うすくちしょうゆ	3 g
		だしに対しての食塩相当量	0.5 %
		かつお昆布だし	100 g
		とろみ剤	
デザート	フルーツ	日本なし/生	60 g
		とろみ剤	

エネルギー：	444 kcal
たんぱく質：	37.9 g
脂　　質：	9.6 g
食塩相当量：	2.9 g

敬老の日夕食

	料理名	食品名	使用量
主食	ご飯	こめ/水稲穀粒/精白米	60 g
		強化米	
主菜	豆腐の山路あんかけ	木綿豆腐	70 g
		若鶏肉/もも/皮なし, 生	20 g
		なめこ/生	10 g
		ぎんなん/ゆで	4 g
		はくさい/結球葉, 生	20 g
		にんじん/根, 皮なし, 生	10 g
		切りみつば/葉, 生	7 g
		うずら卵/全卵, 生	10 g
		かつお昆布だし	50 g
		食塩	0.4 g
		あんに対しての食塩相当量	0.3 %
		うすくちしょうゆ	3 g
		あんに対しての食塩相当量	0.4 %
		みりん/本みりん	4 g
		じゃがいもでん粉	2 g
		しょうが/根茎, 生	3 g
副菜	牛の大和煮	乳用肥育牛肉/もも/脂身つき, 生	20 g
		にんじん/根, 皮むき, 生	10 g
		ごぼう/根, 生	15 g
		板こんにゃく/精粉こんにゃく	10 g
		さんしょう/粉	0.5 g
		こいくちしょうゆ	3 g
		あんに対しての食塩相当量	0.9 %
		車糖/上白糖	2 g
		清酒/普通酒	2 g
		調合油	3 g
副菜	梅肉和え	れんこん/根茎, ゆで	30 g
		ひじき/ほしひじき	1 g
		うめ/梅びしお	4 g
		車糖/上白糖	1 g
		清酒/普通酒	1 g
		かつお類/削り節	0.5 g
小付け	つぼ漬	干しだいこん漬け	5 g

エネルギー：	460 kcal
たんぱく質：	20.2 g
脂　　質：	12.2 g
食塩相当量：	2.0 g

敬老の日夕食（嚥下食）

	料理名	食品名	使用量
主食	ご飯	こめ/水稲穀粒/精白米	45 g
		強化米	
主菜	豆腐の山路あんかけ	木綿豆腐	70 g
		若鶏肉/もも/皮なし, 生	20 g
		なめこ/生	10 g
		ぎんなん/ゆで	4 g
		はくさい/結球葉, 生	20 g
		にんじん/根, 皮なし, 生	10 g
		切りみつば/葉, 生	7 g
		うずら卵/全卵, 生	10 g
		かつお昆布だし	50 g
		食塩	0.4 g
		あんに対しての食塩相当量	0.3 %
		うすくちしょうゆ	3 g
		あんに対しての食塩相当量	0.4 %
		みりん/本みりん	4 g
		じゃがいもでん粉	2 g
		しょうが/根茎, 生	3 g
		かつお昆布だし	50 g
		とろみ剤	
副菜	牛の大和煮	乳用肥育牛肉/もも/脂身つき, 生	20 g
		にんじん/根, 皮むき, 生	10 g
		ごぼう/根, 生	15 g
		板こんにゃく/精粉こんにゃく	10 g
		さんしょう/粉	0.5 g
		こいくちしょうゆ	3 g
		あんに対しての食塩相当量	0.9 %
		車糖/上白糖	2 g
		清酒/普通酒	2 g
		調合油	3 g
		かつお昆布だし	50 g
		とろみ剤	
副菜	梅肉和え	れんこん/根茎, ゆで	30 g
		ひじき/ほしひじき	1 g
		うめ/梅びしお	4 g
		車糖/上白糖	1 g
		清酒/普通酒	1 g
		かつお類/削り節	0.5 g
		かつお昆布だし	10 g
		とろみ剤	
小付け	つぼ漬	干しだいこん漬け	5 g
		かつお昆布だし	10 g
		とろみ剤	

エネルギー：	411 kcal
たんぱく質：	19.6 g
脂　　質：	12.1 g
食塩相当量：	2.1 g

写真撮影協力：下入佐智美

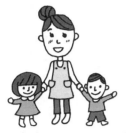

第6章
児童福祉施設

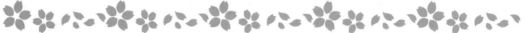

1　児童福祉施設給食の目的・意義

　保育所等の児童福祉施設（表6-1，2）は，子どもが生涯にわたり人間形成や健全な身体作りをするためにも極めて重要な時期に，生活の大半を過ごす場になる。特に「食事」は，**生命の維持**，**発育**，**発達**に欠かせないもので，「食事」を通して，エネルギー・栄養素を摂取するだけでなく，食事をみんなで楽しむ，様々な食材にふれる，調理の工程を知るなどの経験を積み重ねることは，子どもの五感を豊かにし，心身を成長させる。また，疾病予防も含めた健康の維持・増進に貢献するなど，身体的健康につながるものとして極めて重要な役割を担っている。

表6-1　食事を提供する児童福祉施設の種類と目的

種　　類		目　　　的	食事の種類と回数	食事の注意点
			栄養士の配置	
乳児院		乳児を入院させて，これを養育し，あわせて退院した者について相談その他の援助を行うことを目的とする施設	保健食3食	0～2歳で授乳と離乳食が中心。食事をとおして，情緒，精神面での発達も心掛ける
			必置（入所者10人以上）	
保育所		保育を必要とする乳児・幼児を日々保護者の下から通わせて保育を行うことを目的とする施設	保健食1食	0～6歳児（就学前）が対象となり，通常の食事以外に調乳および離乳食も提供される。食習慣を形成する時期でもあるため，成長・発達および健康の維持増進を図るだけでなく，食育についても留意する
			必置義務なし	
児童養護施設		保護者のない児童，虐待されている児童その他環境上養護を要する児童を入所させて，これを養護し，あわせて退所した者に対する相談その他の自立のための援助を行うことを目的とする施設	保健食3食	栄養バランスの取れた食事を提供する。退所後の自立のための食事全般について習得させる
			必置（入所者41人以上）	
障害児通所支援		児童発達支援，医療型児童発達支援，放課後等デイサービスおよび保育所等訪問支援をいう	保健食1食	知的障害とともに，身体障害も顕著になる。特に咀嚼・嚥下が問題となる。盲ろうあ児の場合は，刺激が少ないこともあり，小食になりやすいので，興味をもたせる工夫が必要となる。肢体不自由児は，消化器官が弱く吸収が劣る場合もある。以上のようなことから，調理形態や調理法の配慮が必要となる
			必置（入所者41人以上）	
障害児入所支援	福祉型障害児入所施設	知的障害，盲ろうあ，肢体不自由など，障害の特性に応じて提供する。重度・重複障害児，被虐待児等への対応	保健食3食	
			必置（入所者41人以上）	
	医療型障害児入所施設	自閉症児支援，肢体不自由児支援，重症心身障害児支援	治療食3食	
			必置（入所者41人以上）	

（2012年4月1日施行）

表6−2　障害児支援−通所と入所

	障害児通所支援		障害者入所支援	
児童発達支援	障害児につき，児童発達支援センターその他の施設に通わせ，日常生活における基本的な動作の指導，知識技能の付与，集団生活への適応訓練を行う	福祉型障害児入所施設	重度・重複化への対応や障害者施策につなぐために自立支援を強化するなど，個別支援計画を踏まえた支援の提供を目指す
医療型児童発達支援	上肢，下肢または体幹の機能の障害のある児童につき，医療型児童発達支援センターなどに通わせ，児童発達支援および治療を行うことをいう		
放課後等デイサービス	学校教育法に規定する学校に就学している障害児につき，授業の終了後または休業日に児童発達支援センターなどに通わせ，生活能力の向上のために必要な訓練，社会との交流の促進その他の便宜を供与することをいう	医療型障害児入所施設	専門医療と福祉が併せて提供されている従前の形態を踏まえ，専門性を維持するか，複数の機能を併せもつことも可能
保育所等訪問支援	保育所その他の児童が集団生活を営む施設に通う障害児につき，当該施設を訪問し，当該施設における障害児以外の児童との集団生活への適応のための専門的な支援をする		

2　栄養管理の重要性

　児童福祉施設は子どもたちの生活の場であり，1日3食もしくは2食の給食は子どもたちの成長そのものになる。保育所では多くは1食だが，1日1〜2回のおやつも子どもにとって重要な食事の一部であり，給食とおやつで1日の約50％の栄養をとることになる。また，近年は保護者の就労形態の変化に伴い，1日の内の長時間を保育所で過ごす子どもも多く，夕食まで保育所で食べる子どもも増えている。いずれにしても，子どもの健やかな成長のために栄養管理の責任は重要である。さらに，子どもの発育や発達は個人差が大きく，一律に管理できるものではない。したがって，給食の実施においては，施設または家庭における一人ひとりの子どもの生活や食事の状況など実態を調査し，さらに身体状況や給食の食べ方なども確認した上で，個々の発育，発達にあわせ，総合的に考えた適切な栄養管理が求められる。また，給食を実施し，子どもの食べ方を観察した結果を給与栄養目標量の基準や献立などに反映させ，適切な給食の提供につなげていくことが重要である。

　栄養管理は，栄養士1人だけでできるものではないので，調理師（員），保育士，看護師，保健師，支援員など全職員の連携や協力が必要になる。図6−1に栄養管理の手順を示した。

3　食育の目標と給食

　児童福祉施設における給食は，適切な食事の取り方や望ましい食習慣の定着など「食を営む力」を養うため，食を通じた豊かな人間性の育成など，心身の健全な育成を図るための役割も果たす。エネルギーや栄養の補給だけを目標とするのではなく，発育，発達に応じた食生活を営めるように，また，より発達を促すような食経験を取り入れていく必要がある。給食に季節の食材を利用する，郷土料理や行事食を献立に入れる，食材を栽培する，自分たちで調理をする，料理様式におけるテーブルマナーを学ぶなど，食材や料理を食べることの経験だけでなく，様々な食体験を盛り込んでい

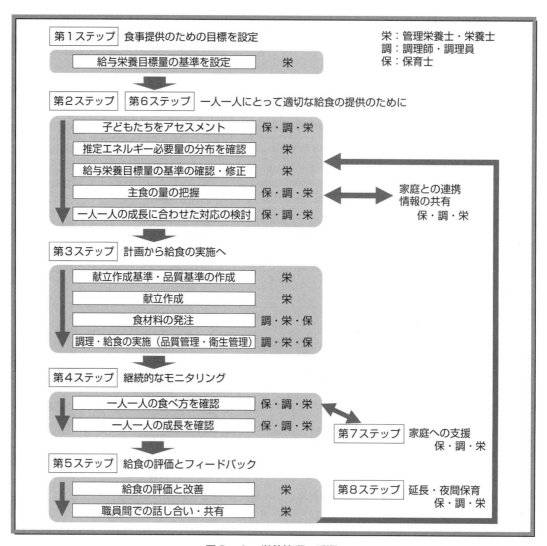

図6－1　栄養管理の手順

くというような，食育の実践も踏まえた，献立計画が欠かせないといえる。

　楽しく食べる子どもに～食からはじまる健やかガイドでは，発育・発達過程に応じて育てたい**食べる力**として次のように目標が示された。施設においてもこれらを参考に対象児童に応じた**食育**の実践に努めなければならない。

　授乳期・離乳期―安心と安らぎの中で食べる意欲の基礎づくり―

　　・安心と安らぎの中で母乳（ミルク）を飲む心地よさを味わう。

　　・いろいろな食べ物を見て，触って，味わって，自分で進んで食べようとする。

　幼児期―食べる意欲を大切に，食の体験を広げよう―

　　・おなかがすくリズムがもてる。

　　・食べたいもの，好きなものが増える。

　　・家族や仲間と一緒に食べる楽しさを味わう。

・栽培，収穫，調理を通して，食べ物に触れはじめる。

・食べ物や身体のことを話題にする。

学童期―食の体験を深め，食の世界を広げよう―

・1日3回の食事や間食のリズムがもてる。

・食事のバランスや適量がわかる。

・家族や仲間と一緒に食事づくりや準備を楽しむ。

・自然と食べ物との関わり，地域と食べ物との関わりに関心をもつ。

・自分の食生活を振り返り，評価し，改善できる。

思春期―自分らしい食生活を実現し，健やかな食文化の担い手になろう―

・食べたい食事のイメージを描き，それを実現できる。

表6－3　児童福祉施設における給与栄養目標量

栄養素	推定エネルギー必要量 (kcal/日)						たんぱく質 推奨量 (g/日)		脂肪エネルギー比率 目標量（%）範囲		ビタミンA 推奨量 (μgRAE/日)		ビタミンB$_1$ 推奨量 (mg/日)	
性別	男			女			男	女	男	女	男	女	男	女
身体活動レベル	Ⅰ	Ⅱ	Ⅲ	Ⅰ	Ⅱ	Ⅲ								
0～5(月)		550			500								0.1*	0.1*
6～8(月)		650			600								0.2*	0.2*
9～11(月)		700			650								0.2*	0.2*
1～2(歳)		950			900		20	20	20～30		400	350	0.5	0.5
3～5(歳)		1,300			1,250		25	25	20～30		450	500	0.7	0.7
6～7(歳)	1,350	1,550	1,750	1,250	1,450	1,650	30	30	20～30		400	400	0.8	0.8
8～9(歳)	1,600	1,850	2,100	1,500	1,700	1,900	40	40	20～30		500	500	1.0	0.9
10～11(歳)	1,950	2,250	2,500	1,850	2,100	2,350	45	50	20～30		600	600	1.2	1.1
12～14(歳)	2,300	2,600	2,900	2,150	2,400	2,700	60	55	20～30		800	700	1.4	1.3
15～17(歳)	2,500	2,800	3,150	2,050	2,300	2,550	65	55	20～30		900	650	1.5	1.2
18～29(歳)	2,300	2,650	3,050	1,700	2,000	2,300	65	50	20～30		850	650	1.4	1.1

栄養素	ビタミンB$_2$ 推奨量 (mg/日))		ビタミンC 推奨量 (mg/日))		カルシウム 推奨量 (mg/日))		鉄 推奨量 (mg/日)			食物繊維 目標量 (g/日)		食塩相当量 目標量 (g/日)	
性別	男	女	男	女	男	女	男	女	女月経あり	男	女	男	女
0～5(月)	0.3*	0.3*	40*		200*	200*	0.5*	0.5*				0.3*	
6～8(月)	0.4*	0.4*	40*		250*	250*	5.0	4.5				1.5*	
9～11(月)	0.4*	0.4*	40*		250*	250*	5.0	4.5				1.5*	
1～2(歳)	0.6	0.5	40		450	400	4.5	4.5	―			3.0未満	3.0未満
3～5(歳)	0.8	0.8	50		600	550	5.5	5.5	―	8以上	8以上	3.5未満	3.5未満
6～7(歳)	0.9	0.9	60		600	550	5.5	5.5	―	10以上	10以上	4.5未満	4.5未満
8～9(歳)	1.1	1.0	70		650	750	7.0	7.5	―	11以上	11以上	5.0未満	5.0未満
10～11(歳)	1.4	1.3	85		700	750	8.5	8.5	12.0	13以上	13以上	6.0未満	6.0未満
12～14(歳)	1.6	1.4	100		1,000	800	10.0	8.5	12.0	17以上	17以上	7.0未満	6.5未満
15～17(歳)	1.7	1.4	100		800	650	10.0	7.0	10.5	19以上	18以上	7.5未満	6.5未満
18～29(歳)	1.6	1.2	100		800	650	7.5	6.5	10.5	21以上	18以上	7.5未満	6.5未満

注）＊の数値は目安量

出典）日本人の食事摂取基準（2020年版），厚生労働省，2019

・一緒に食べる人を気遣い，楽しく食べることができる。

・食料の生産・流通から食卓までのプロセスがわかる。

・自分の身体の成長や体調の変化を知り，自分の身体を大切にできる。

・食に関わる活動を計画したり，積極的に参加したりすることができる。

　食事に関わる体験を通して子どもが得る力は多く，食事の提供である給食は多様な力を持つものになる。子どもが混乱しないように，施設全体で連携をとり，栄養士は園の行事や，保育室での活動も踏まえた上で給食が効果的な教材になるように献立を考える必要がある。

🐤 4　献立作成での要点

　児童福祉施設の設備及び運営に関する基準（昭和23.12.29　厚生省令第63号）では，「児童福祉施設において，入所している者に食事を提供するときは，その献立は，できる限り，変化に富み，入所している者の健全な発育に必要な栄養量を含有するものでなければならない」「食品の種類及び調理方法について栄養並びに入所している者の身体的状況及び嗜好を考慮したものでなければならない」「調理は，あらかじめ作成された献立に従って行わなければならない」と定めている。

　児童福祉施設の給与栄養目標量は，「児童福祉施設における食事の提供に関する援助及び指導について」（令和2.3.31　子発0331第1号，障発0331第8号）（表6-3），食事計画の考え方等は「児童福祉施設における『食事摂取基準』を活用した食事計画について」（令和2.3.31　子母発0331第1号）に準ずる。図6-2に保育所における食事計画の例を示す。なお，対象となる子どもの範囲が広く成長期であるため，年齢別の食事摂取基準に大きな差がある。乳児（1歳未満），幼児（1～2歳），幼児（3～5歳），小学校低学年（6～7歳），中学年（8～9歳），高学年（10～11歳），中学生（12～14歳），高校生（15～17歳）の区分別に給与栄養目標量を設定するのが望ましい。

場所	家庭			保育所									家庭				
時刻	6時	7時	8時	9時	10時	11時	12時	13時	14時	15時	16時	17時	18時	19時	20時	21時	22時
離乳期以前（3時間おきの場合）	ミルク			ミルク			ミルク		湯茶	ミルク		湯茶	ミルク			ミルク	
離乳期以前（4時間おきの場合）	ミルク				ミルク				ミルク		湯茶		ミルク				ミルク
離乳期はじめ（5～6か月）		ミルク			離乳食ミルク				ミルク		湯茶		ミルク				ミルク
離乳期はじめ（7～8か月）		ミルク			離乳食ミルク				ミルク		湯茶		離乳食ミルク				ミルク
離乳期おわり（9～11か月）		ミルク			離乳食ミルク				離乳食ミルク		湯茶		離乳食ミルク				ミルク
離乳完了期（12～18か月）		朝食					昼食			軽いおやつミルク			夕食				ミルク
1～2歳児		朝食（25%）			おやつ		昼食		おやつ				夕食（25%）				
						昼食＋おやつ2回＝50%											
3～5歳児		朝食（25%）					昼食		おやつ				夕食（25%）				
						昼食＋おやつ1回＝50%											

図6-2　保育所における食事計画の例（食事時間と栄養量の考え方）

資料）保育所給食の手引き，奈良県，2010

表6−4 保育所における給与栄養目標量の例

1～2歳児 （完全給食 おやつ含む）	エネルギー (kcal)	たんぱく質 (g)	脂質 (g)	炭水化物 (g)	食物繊維 (g)	ビタミンA (μgRAE)	ビタミンB₁ (mg)	ビタミンB₂ (mg)	ビタミンC (mg)	カルシウム (mg)	鉄 (mg)	食塩相当量 (g)
食事摂取基準 (A)（1日当たり）	950	31～48 (13～20%)	21～32 (20～30%)	119～154 (50～65%)	7	400	0.5	0.6	35	450	4.5	3.0
昼食＋おやつの比率 (B%)	50%	50%	50%	50%	50%	50%	50%	50%	50%	50%	50%	50%
保育所における給与栄養目標量 (C＝A×B／100)	475	16～24	11～16	60～77	3.5	200	0.25	0.3	18	225	2.3	1.5
保育所における給与栄養目標量 (Cを丸めた値)	480	20	14	70	4	200	0.25	0.3	18	225	2.3	1.5

（注意）
1. 昼食および午前・午後のおやつで1日の給与栄養の50%を給与することを前提とした。
2. たんぱく質および脂肪については、%エネルギーとして幅を考慮した。

3～5歳児	エネルギー (kcal)	たんぱく質 (g)	脂質 (g)	炭水化物 (g)	食物繊維 (g)	ビタミンA (μgRAE)	ビタミンB₁ (mg)	ビタミンB₂ (mg)	ビタミンC (mg)	カルシウム (mg)	鉄 (mg)	食塩相当量 (g)
食事摂取基準 (A)（1日当たり）	1,300	42～65 (13～20%)	29～43 (20～30%)	163～211 (50～65%)	8	450	0.7	0.8	40	600	5.5	3.5
昼食＋おやつの比率 (B%)	45%	45%	45%	45%	45%	45%	45%	45%	45%	45%	45%	45%
保育所における給与栄養目標量 (C＝A×B／100)	585	19～29	13～19	73～95	4	225	0.32	0.36	18	270	2.5	1.6
家庭から持参する主食(米飯110g)の栄養量 (D)	185	3	0	40	0.3	0	0.02	0.01	0	3	0.1	0.0
保育所における給与栄養目標量 (E＝C－D)	400	16～26	13～19	33～55	3.7	225	0.30	0.35	18	267	2.4	1.6
保育所における給与栄養目標量 (Eを丸めた値)	400	22	15	45	4	225	0.3	0.35	18	270	2.5	1.6

（注意）
1. 昼食（副食）および午後のおやつで給与する給与栄養目標量の約45%を給与する。（エネルギーは昼食33%、おやつ15%で48%）
2. 表に示した家庭から持参する主食の量は一例を示したものであり、施設の食品構成に応じて検討し、その量を決定する。さらに個々の児童への適用にあたっては、その特性について十分考慮し、柔軟に行う。
3. たんぱく質および脂肪については、%エネルギーとして幅を考慮する。

参考）「日本人の食事摂取基準（2020年版）の実践・運用」、第一出版、2020
資料）保育所給食の手引き。奈良県。2010

表6－5　食品構成例

分類	食品類名	1～2歳児の食品構成例 分量(g)	エネルギー(kcal)	たんぱく質(g)	脂質(g)	カルシウム(mg)	鉄(mg)	ビタミンA(μgRAE)	ビタミンB1(mg)	ビタミンB2(mg)	ビタミンC(mg)	食塩相当量(g)	3～5歳児の食品構成例 分量(g)	エネルギー(kcal)	たんぱく質(g)	脂質(g)	カルシウム(mg)	鉄(mg)	ビタミンA(μgRAE)	ビタミンB1(mg)	ビタミンB2(mg)	ビタミンC(mg)	食塩相当量(g)
1類 魚介類	生	18	28	3.6	1.3	5	0.08	5	0.02	0.05	0.2	0	18	30	3.6	1.5	6	0.1	5	0.02	0.05	0.2	0
	加工品	2	2	0.4	0	1	0.03	0			0	0	2.5	3	0.5	0	2	0.03	1	0.03	0.03	0	0
獣鳥鯨肉類	生	13	25	2.4	1.5	1	0.18	2	0.03	0.03	0.3	0	13	25	2.4	1.5	1	0.18	2	0.03	0.03	0.3	0
	加工品	2	7	0.3	0.6	0	0.02	0	0.01	0	0.4	0	2.5	9	0.4	0.8	0	0.02	0	0.01	0	0.5	0
卵類		10	12	1	0.7	4	0.13	10	0	0.03	0	0	10	12	1	0.7	4	0.13	10	0	0.03	0	0
豆類	豆腐・豆腐製品	15	22	1.4	1.3	18	0.34	0	0.01	0.01	0	0.5	15	22	1.4	1.3	18	0.34	0	0.01	0.01	0	0.5
	大豆・豆製品	5	7	0.6	0.3	5	0.1	0	0	0	0.1	0	5	7	0.6	0.3	5	0.1	0	0	0	0.1	0
2類 乳類	牛乳等	130	87	4.3	4.9	144	0.01	51	0.05	0.2	1.3	0.1	120	81	4	4.6	133	0.01	47	0.05	0.18	1.2	0.1
	乳製品	6	6	0.3	0.2	14	0.08	4	0	0.01	0.8	0	7	7	0.3	0.3	16	0.09	4	0	0.01	0.9	0
藻類		1.2	2	0.1	0	10	0.16	4	0	0.01	0.2	0.1	1.5	2	0.2	0	12	0.2	5	0.01	0.01	0.3	0.2
3類 緑黄色野菜		40	14	0.6	0.1	21	0.37	332	0.03	0.04	13	0	45	15	0.7	0.1	24	0.41	372	0.03	0.04	14.7	0
4類	その他の野菜類	35	11	0.5	0.1	11	0.13	7	0.02	0.01	5.3	0	45	14	0.6	0.1	14	0.17	9	0.02	0.02	6.8	0
	果実類	25	15	0.2	0	2	0.06	11	0.01	0.01	4.9	0	30	18	0.2	0	3	0.06	12	0.02	0.01	6	0
	菓子類	10	29	0.5	0.8	2	0.04	1	0	0	3.5	0	15	43	0.7	1.2	3	0.06	2	0	0.01	5.2	0.1
5類 いも及びでん粉類	いも類	15	16	0.2	0	2	0.08	0	0.01	0	4.7	0	25	27	0.3	0	4	0.13	0	0.02	0.01	7.8	0
	こんにゃく	1	0	0	0	2	0.01	0	0	0	0	0	1	0	0	0	1	0.01	0	0	0	0	0
穀類	米	35	125	2.1	0.3	2	0.28	0	0.03	0.01	0	0	40	142	2.4	0.4	2	0.32	0	0.03	0.01	0	0
	めん	12	14	0.4	0.1	1	0.03	0	0	0	0	0	14	17	0.5	0.1	1	0.04	0	0	0	0	0
	パン	6	18	0.6	0.4	3	0.05	0	0.01	0.01	0	0.1	7	21	0.7	0.5	3	0.06	0	0.01	0.01	0	0.1
	小麦粉その他の穀類	4	15	0.4	0	3	0.04	0	0.01	0	0	0	5	18	0.5	0.2	3	0.05	0	0.01	0	0	0
砂糖及び甘味類		3	10	0	0	0	0.01	0	0	0	0	0	4	14	0	0	0	0.01	0	0	0	0	0
6類 油脂類		3	27	0	2.9	0	0.01	1	0	0	0	0	5	44	0	4.8	0	0.01	2	0	0	0	0
種実類		0.3	2	0.1	0.2	4	0.03	0	0	0	0	0	0.5	3	0.1	0.3	6	0.05	0	0	0	0	0
合計			494	20	15.8	253	2.27	428	0.24	0.42	34.7	0.9		574	21.1	18.7	260	2.58	471	0.27	0.43	44	1
給与栄養目標量			480	16～24	11～16	225	2.3	200	0.25	0.3	18	1.4g未満*		585	19～29	13～19	270	2.5	225	0.30	0.35	18	1.6g未満*

＊調味料類からの食塩相当量を0.7g未満とする。

（出典）西宮市こども支援局保育事業課：児童福祉施設給食の手引き平成30年改定，2018，pp.12-13をもとに，日本人の食事摂取基準（2020年版）に照らして改変

　表6－4に保育所における給与栄養目標量の例を，表6－5に食品構成の例を示す。

児童福祉施設における「食事摂取基準」を活用した食事計画の策定にあたっての留意点

①子どもの性別，年齢，発育・発達状況，栄養状態，生活状況等を把握・評価し，提供することが適当なエネルギーおよび栄養素の量（以下「給与栄養量」という）の目標を設定するよう努める。なお，給与栄養量の目標は，子どもの発育・発達状況，栄養状態等の状況を踏まえ，定期的に見直すように努める。

②エネルギー摂取量の計画にあたっては，参考として示される推定エネルギー必要量を用いても差し支えないが，健全な発育・発達を促すために必要なエネルギー量を摂取することが基本となることから，定期的に身長および体重を計測し，成長曲線に合せるなど，個々の成長の程度を観察し，評価する。

③たんぱく質，脂質，炭水化物の総エネルギーに占める割合（エネルギー産生栄養素バランス）については，三大栄養素が適正な割合によって構成されることが求められることから，たんぱく質13～20％，脂質20～30％，炭水化物50～65％の範囲を目安とする。

④1日のうち特定の食事（例えば昼食）を提供する場合は，対象となる子どもの生活状況や栄養摂取状況を把握，評価した上で，1日全体の食事に占める特定の食事から摂取することが適当とされる給与栄養量の割合を勘案し，その目標を設定するように努める。

⑤給与栄養量が確保できるように，献立作成を行う。

⑥献立作成にあたっては，季節感や地域性等を考慮し，品質が良く，幅広い種類の食品を取り入れるように努める。また，子どもの咀嚼や嚥下機能，食具使用の発達状況等を観察し，その発達を促すことができるよう，食品の種類や調理方法に配慮するとともに，子どもの食に関する嗜好や体験が広がりかつ深まるよう，多様な食品，料理の組み合わせにも配慮する。特に，小規模グループやグループホーム化を実施している児童養護施設や乳児院においては留意する。

🦆 5　献立作成の実際

　献立は合理的な給食を行うための基本となるもので，栄養管理の徹底を図る上から，なくてはならないものである。また，献立表は材料発注の根拠となるばかりでなく，各家庭に配布することにより保護者の給食への関心を促し，各家庭での食生活改善を進める役割ももつものである。

　献立作成にあたって，次のことを考慮する。

①一定期間（2週～1ヶ月）の献立を作成し，児童の食生活に計画性をもたせるよう配慮する。

②児童の性別・年齢・身体的状況・地域・季節の特性を考慮し，発達段階に応じたものにする。

③給与栄養目標量を満たすように，食品構成に基づき，児童の発達に適応した食品の選定（量的・質的）をする。

④家庭で不足しがちな栄養素の補給に努める。

⑤多くの食品をバランスよく組合わせ，主食と副食の献立を中心に変化に富んだものにする。

⑥味は薄味にする。

⑦乳幼児は，消化・吸収機能が未発達であり，体力的にも抵抗力が弱いので，内容の吟味，確認

のできない食品は避ける。

基　本

・年齢に応じた嗜好と給与栄養目標量を満たす献立

・食材の購入費，加工するための時間，労力を含めた，総合的コストが検討された献立

・様々な味を経験できる献立

表6－6　評価のポイント

①保育の理念，目指す子どもの姿に基づいた「食育の計画」を作成しているか

・保育の理念に基づいた保育課程や指導計画に「食育の計画」が位置付いている。
・「食育の計画」が全職員間で共有されている。
・食に関する豊かな体験ができるような「食育の計画」となっている。
・食育の計画に基づいた食事の提供・食育の実践を行い，その評価・改善を行っている。

②調理員や栄養士の役割が明確になっているか

・食に関わる人（調理員，栄養士）が，子どもの食事の状況をみている。
・食に関わる人（調理員，栄養士）が保育内容を理解して，献立作成や食事の提供を行っている。
・喫食状況，残食（個人と集団）などの評価を踏まえて調理を工夫している。また，それが明確にされている。

③乳幼児期の発育・発達に応じた食事の提供になっているか

・年齢や個人差に応じた食事の提供がされている。
・子どもの発達に応じた食具を使用している。
・保護者と連携し，発育・発達の段階に応じて離乳を進めている。
・特別な配慮が必要な子どもの状況に合わせた食事提供がされている。

④子どもの生活や心身の状況に合わせて食事が提供されているか

・食事をする場所は衛生的に管理されている。
・落ち着いて食事のできる環境となっている。
・子どもの生活リズムや日々の保育の状況に合わせて，柔軟に食事の提供がされている。

⑤子どもの食事環境や食事の提供の方法が適切か

・衛生的な食事の提供が行われている。
・大人や友達と，一緒に食事を楽しんでいる。
・食事のスタイルに工夫がなされている（時には外で食べるなど）。
・温かいもの，できたてのものなど，子どもに最も良い状態で食事が提供されている。

⑥保育所の日常生活において，「食」を感じる環境が整っているか

・食事をつくるプロセス，調理をする人の姿にふれることができる。
・食事を通して五感が豊かに育つような配慮がされている。
・身近な大人や友達と「食」を話題にする環境が整っている。
・食材にふれる活動を取り入れている。

⑦食育の活動や行事について，配慮がされているか

・本物の食材にふれる，学ぶ機会がある。
・子どもが「食」に関わる活動を取り入れている。
・食の文化が継承できるような活動を行っている。
・行事食を通して，季節を感じたり，季節の食材を知ることができる。

⑧食を通した保護者への支援がされているか

・一人ひとりの家庭での食事の状況を把握している。
・乳幼児期の「食」の大切さを保護者に伝えている。
・保育所で配慮していることを，試食会やサンプルを通して伝え，関心を促している。
・レシピや調理方法を知らせる等，保護者が家庭でもできるような具体的な情報提供を行っている。
・保護者の不安を解消したり，相談に対応できる体制が整っている。

⑨地域の保護者に対して，食育に関する支援ができているか

・地域の保護者の不安解消や相談に対応できる体制が整っている。
・地域の保護者に向けて，「食」への意識が高まるような支援を行っている。
・地域の子育て支援の関係機関と連携して，情報発信や情報交換，講座の開催，試食会などを行っている。

⑩保育所と関係機関との連携がとれているか

・行政担当者は，保育所の現状，意向を理解している。
・外部委託，外部搬入を行う際は，行政担当者や関係業者と十分に話し合い，保育所の意向を書類に反映させ，実践している。
・小学校と連携し，子どもの食育の連続性に配慮している。
・保育所の「食」の質の向上のために，保健所，医療機関等，地域の他機関と連携が図れている。

・食育活動も考慮した献立

使用食材について

・季節感を生かした食品の選択

・地域の食材の選択

・偏りのない食品の選択（子どもの好きな食材に偏らないように）

・ビタミン，ミネラルを補う野菜の充分な提供

・料理の彩りを考えた食品の選択

料理の選択と組み合わせ

・ご飯と汁物を基本として，主菜，副菜を揃える

・適切な盛り付け，配膳ができる（皿数など）

・使用する調味料に偏りがなく，味のバランスがよい

調　理

・子どもの咀嚼や使用食器を考慮した，食品の切り方

・咀嚼・嚥下を考慮した料理の水分量，調理法

・素材の味を活かした味付け（薄味）

・食べる意欲を引き出す見た目，盛り付け

喫食支援

・年齢に合わせた食事提供時間に，適温で配膳

・子どもに合わせた量で提供（食べ切れる量は食べられるという達成感につながる）

・楽しく食べることができる環境づくり

・子どもへの言葉がけで食べる意欲を引き出す

給食の評価

・表6-6に示したポイントを参考に評価を行う

🐤 6　献 立 例

　保育所などの給食では，3～5歳向けの量で献立を立て，それを基準に1～2歳向けの量を設定する。今回は，「ひな祭り」と「誕生会」の献立を3～5歳向けの量で掲載し，使用量の（　）内の数値で1～2歳向けの量を示した。また，離乳食への展開として，五目うどんも掲載する。

（1）ひな祭りの昼食 ☞ P.104

　ひな祭りの献立では，桃の節句の料理であるちらし寿司とはまぐりの潮汁に加え，菱餅の色を模した三色ゼリーをデザートとした。可能であれば，ちらし寿司のにんじんに飾り切りを施すなどの工夫をすると，より華やかなものとなる。また，提供の際には，桃の節句や料理のいわれを紹介することも考える。例えば，はまぐりの貝殻は他のはまぐりとはぴったり合わないことから，良縁を願うものであるなど，実物の貝殻を使った指導も可能なので，子どもにとってもイメージがしやすいと思われる。なお，3～5歳に対し1～2歳では，ちらし寿司，さけのマヨネーズ焼き，なばなのお浸しは75%量，はまぐりの潮汁と三色ゼリーは同量とした。

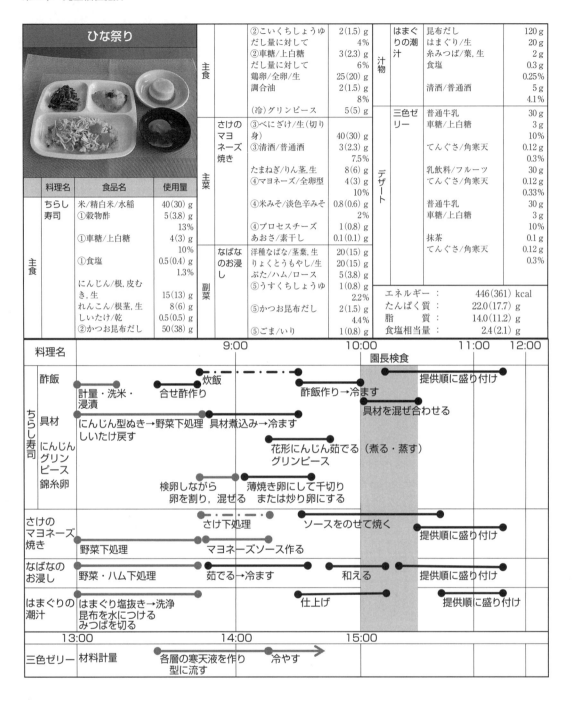

	料理名	食品名	使用量
主食	ちらし寿司	米/精白米/水稲	40(30) g
		①穀物酢	5(3.8) g
			13%
		①車糖/上白糖	4(3) g
			10%
		①食塩	0.5(0.4) g
			1.3%
		にんじん/根,皮むき,生	15(13) g
		れんこん/根茎,生	8(6) g
		しいたけ/乾	0.5(0.5) g
		②かつお昆布だし	50(38) g

ひな祭り

主食		②こいくちしょうゆ だし量に対して	2(1.5) g 4%
		②車糖/上白糖 だし量に対して	3(2.3) g 6%
		鶏卵/全卵/生	25(20) g
		調合油	2(1.5) g 8%
		(冷)グリンピース	5(5) g
主菜	さけのマヨネーズ焼き	③べにざけ/生(切り身)	40(30) g
		③清酒/普通酒	3(2.3) g 7.5%
		たまねぎ/りん茎,生	8(6) g
		④マヨネーズ/全卵型	4(3) g 10%
		④米みそ/淡色辛みそ	0.8(0.6) g 2%
		④プロセスチーズ	1(0.8) g
		あおさ/素干し	0.1(0.1) g
副菜	なばなのお浸し	洋種なばな/茎葉,生	20(15) g
		りょくとうもやし/生	20(15) g
		ぶた/ハム/ロース	5(3.8) g
		⑤うすくちしょうゆ	1(0.8) g 2.2%
		⑤かつお昆布だし	2(1.5) g 4.4%
		⑤ごま/いり	1(0.8) g

汁物	はまぐりの潮汁	昆布だし	120 g
		はまぐり/生	20 g
		糸みつば/葉,生	2 g
		食塩	0.3 g 0.25%
		清酒/普通酒	5 g 4.1%
デザート	三色ゼリー	普通牛乳	30 g
		車糖/上白糖	3 g 10%
		てんぐさ/角寒天	0.12 g 0.3%
		乳飲料/フルーツ	30 g
		てんぐさ/角寒天	0.12 g 0.33%
		普通牛乳	30 g
		車糖/上白糖	3 g 10%
		抹茶	0.1 g
		てんぐさ/角寒天	0.12 g 0.3%

エネルギー：	446(361) kcal
たんぱく質：	22.0(17.7) g
脂　　質：	14.0(11.2) g
食塩相当量：	2.4(2.1) g

料理名		9:00	10:00 園長検食	11:00	12:00
ちらし寿司	酢飯	計量・洗米・浸漬　合せ酢作り　炊飯	酢飯作り→冷ます	提供順に盛り付け	
	具材	にんじん型ぬき→野菜下処理　しいたけ戻す	具材煮込み→冷ます　具材を混ぜ合わせる		
	にんじんグリンピース		花形にんじん茹でる（煮る・蒸す）グリンピース		
	錦糸卵	検卵しながら　卵を割り,混ぜる	薄焼き卵にして千切りまたは炒り卵にする		
さけのマヨネーズ焼き		野菜下処理　さけ下処理　マヨネーズソース作る	ソースをのせて焼く　提供順に盛り付け		
なばなのお浸し		野菜・ハム下処理　茹でる→冷ます	和える　提供順に盛り付け		
はまぐりの潮汁		はまぐり塩抜き→洗浄　昆布を水につける　みつばを切る	仕上げ　提供順に盛り付け		

		13:00	14:00	15:00	
三色ゼリー		材料計量	各層の寒天液を作り型に流す　冷やす→		

（2）誕生会の昼食　☞ P.105

　デザートをケーキとしたり，コーンライスやミネストローネなど，彩りの華やかな料理で，全体として明るい印象を与える献立とした。また，メンチカツにこまつなを入れる，ケーキをキャロットケーキとするなどで，不足しがちな緑黄色野菜を補う工夫をし，苦手な子どもが多いひじきについても，ツナの缶詰やマヨネーズを使うことで食べやすい味付けとしている。1〜2歳では，こまつなのメンチカツとひじきと切干しだいこんのごまサラダは50％量，その他は同量とした。

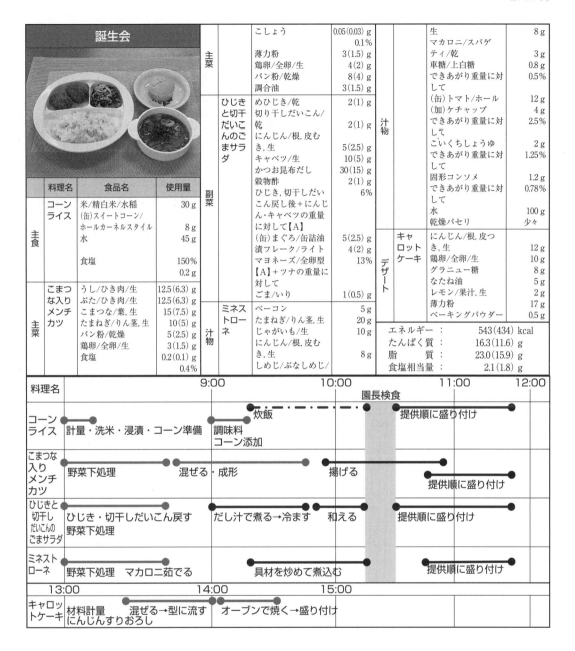

誕生会

	料理名	食品名	使用量
主食	コーンライス	米/精白米/水稲	30 g
		(缶)スイートコーン/ホールカーネルスタイル	8 g
		水	45 g
		食塩	150% 0.2 g
主菜	こまつな入りメンチカツ	うし/ひき肉/生	12.5(6.3) g
		ぶた/ひき肉/生	12.5(6.3) g
		こまつな/葉,生	15(7.5) g
		たまねぎ/りん茎,生	10(5) g
		パン粉/乾燥	5(2.5) g
		鶏卵/全卵/生	3(1.5) g
		食塩	0.2(0.1) g 0.4%

	料理名	食品名	使用量
主菜		こしょう	0.05(0.03) g 0.1%
		薄力粉	3(1.5) g
		鶏卵/全卵/生	4(2) g
		パン粉/乾燥	8(4) g
		調合油	3(1.5) g
副菜	ひじきと切干だいこんのごまサラダ	めひじき/乾	2(1) g
		切り干しだいこん/乾	2(1) g
		にんじん/根,皮むき,生	5(2.5) g
		キャベツ/生	10(5) g
		かつお昆布だし	30(15) g
		穀物酢	2(1) g
		ひじき,切干しだいこん戻し後＋にんじん・キャベツの重量に対して【A】	6%
		(缶)まぐろ/缶詰油漬フレーク/ライト	5(2.5) g
		マヨネーズ/全卵型【A】＋ツナの重量に対して	4(2) g 13%
		ごま/いり	1(0.5) g
汁物	ミネストローネ	ベーコン	5 g
		たまねぎ/りん茎,生	20 g
		じゃがいも/生	10 g
		にんじん/根,皮むき,生	8 g
		しめじ/ぶなしめじ/	

	料理名	食品名	使用量
汁物		生	8 g
		マカロニ/スパゲティ/乾	3 g
		車糖/上白糖	0.8 g
		できあがり重量に対して	0.5%
		(缶)トマト/ホール	12 g
		(加)ケチャップ	4 g
		できあがり重量に対して	2.5%
		こいくちしょうゆ	2 g
		できあがり重量に対して	1.25%
		固形コンソメ	1.2 g
		できあがり重量に対して	0.78%
		水	100 g
		乾燥パセリ	少々
デザート	キャロットケーキ	にんじん/根,皮つき,生	12 g
		鶏卵/全卵/生	10 g
		グラニュー糖	8 g
		なたね油	5 g
		レモン/果汁,生	2 g
		薄力粉	17 g
		ベーキングパウダー	0.5 g

エネルギー：	543(434) kcal
たんぱく質：	16.3(11.6) g
脂質：	23.0(15.9) g
食塩相当量：	2.1(1.8) g

作業工程表

料理名	9:00 – 12:00
コーンライス	計量・洗米・浸漬・コーン準備 → 調味料 コーン添加 → 炊飯 → 園長検食 → 提供順に盛り付け
こまつな入りメンチカツ	野菜下処理 → 混ぜる・成形 → 揚げる → 提供順に盛り付け
ひじきと切干しだいこんのごまサラダ	ひじき・切干しだいこん戻す 野菜下処理 → だし汁で煮る→冷ます → 和える → 提供順に盛り付け
ミネストローネ	野菜下処理　マカロニ茹でる → 具材を炒めて煮込む → 提供順に盛り付け

料理名	13:00 – 15:00
キャロットケーキ	材料計量 にんじんすりおろし → 混ぜる→型に流す → オーブンで焼く→盛り付け

（3）離乳食の展開　☞ P.107

　生後５ヶ月くらいになると，栄養摂取の方法を乳汁のみから食物へと徐々に移行させる時期となる。**離乳期**と呼ばれ，食物を口に入れ，咀嚼し，嚥下するといった食行動を完成させる時期であると同時に，生涯にわたる食習慣の土台を作る重要な時期である。

　保育所などで**離乳食**を与える場合，幼児食に使用する食材から離乳食に向くものを選択して献立を立てることが多い。食物アレルギーの有無がわからないことが多いため，すでに家庭で試し問題のなかった食材以外は用いないようにし，アレルギー反応が出た場合に備えて同時に与える食材の種類を最初は２～３品と少なくするなど，慎重に進める必要がある。離乳期の子どもは免疫力，抵

	離乳の開始　➡　離乳の完了			
	以下に示す事項は，あくまでも目安であり，子どもの食欲や成長・発達の状況に応じて調整する。			
	離乳初期 生後5〜6か月頃	離乳中期 生後7〜8か月頃	離乳後期 生後9〜11か月頃	離乳完了期 生後12〜18か月ころ
食べ方の目安	○子どもの様子を見ながら1日1回1さじずつ始める。 ○母乳や育児用ミルクは飲みたいだけ与える。	○1日2回食で食事リズムをつけていく。 ○いろいろな味や舌ざわりを楽しめるように食品の種類を増やしていく。	○食事リズムを大切に，1日3回食に進めていく。 ○共食を通じて食の楽しい体験を積み重ねる。	○1日3回の食事リズムを大切に，生活リズムを整える。 ○手づかみ食べにより，自分で食べる楽しみを増やす。
調理形態	なめらかにすりつぶした状態	舌でつぶせる固さ	歯ぐきでつぶせる固さ	歯ぐきで噛める固さ
1回当たりの目安量				
Ⅰ　穀類（g）	つぶしがゆから始める。	全がゆ50〜80	全がゆ90〜軟飯80	軟飯90〜ご飯80
Ⅱ　野菜・果物（g）	すりつぶした野菜等も試してみる。	20〜30	30〜40	40〜50
Ⅲ　魚（g）	慣れてきたら，つぶした豆腐・白身魚・卵黄等を試してみる。	10〜15	15	15〜20
又は肉（g）		10〜15	15	15〜20
又は豆腐（g）		30〜40	45	50〜55
又は卵（個）		卵黄1〜全卵1/3	全卵1/2	全卵1/2〜2/3
又は乳製品（g）		50〜70	80	100
歯の萌出の目安		乳歯が生え始める。	1歳前後で前歯が8本生えそろう。	離乳完了期の後半頃に奥歯（第一乳臼歯）が生え始める。
摂食機能の目安	口を閉じて取り込みや飲み込みができるようになる。 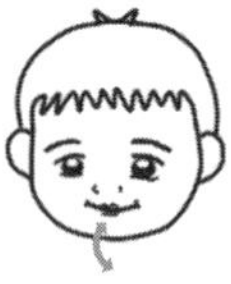	舌と上あごでつぶしていくことができるようになる。 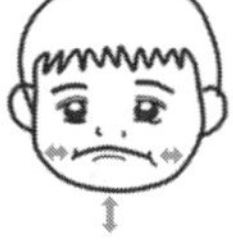	歯ぐきでつぶすことができるようになる。 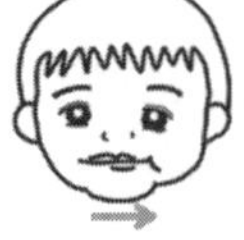	歯を使うようになる。

※衛生面に十分に配慮して食べやすく調理したものを与える。

図6-3　離乳食の進め方の目安

（厚生労働省：授乳・離乳の支援ガイド，2019）

抗力が低いため特に衛生に注意し，新鮮な食材を用いる。さらに味覚，消化能力も未発達なため，たんぱく質は消化能力を考慮して発達段階に合わせて与え，消化の悪いもの，あくや香りが強いものは離乳後期まで控えるようにする。全般に味は薄味とし，特に離乳初期では調味の必要はなく，食品の味を活かしたものとする。また，離乳は個人差があるため家庭との連携を欠かすことができ

ず，アレルギーだけでなく，量や形状なども家庭での進行に合わせる必要がある。また，安全面に気を使いすぎて家庭での離乳の進行が遅いケースもあるので，保護者への支援も必要である。

　五目うどんの幼児食（1～2歳は五目うどん，ほうれんそうとしらすのごま和えを75%量に設定）をベースに，離乳後期の離乳食への展開を例として掲載した。初期，中期の離乳食の場合，厚生労働省の示す**離乳食の進め方の目安**（図6-3）を参考に，食材をつぶす，すりおろす，裏漉しするなどをして発達の段階に合わせた調理をする。

	幼児食 料理名	食品名	使用量	離乳食（離乳後期） 料理名	食品名	使用量	
主食・主菜	五目うどん	うどん/ゆで	70(55) g	くたくた煮込み五目うどん	うどん/ゆで	50 g	うどんは一口で口に入る長さに切る。
		鶏/ひき肉/生	40(30) g		鶏/ひき肉/生	20 g	
		全卵/生	20(15) g		全卵/生	15 g	
		にんじん/根,皮むき,生	10(8) g		にんじん/根,皮むき,生	10 g	
		西洋かぼちゃ/生	10(8) g		西洋かぼちゃ/生	10 g	
		油揚げ	10(8) g		油揚げ	5 g	
		しいたけ/乾	1(0.8) g		しいたけ/乾	0.5 g	
		葉ねぎ/葉,生	2(1.5) g		葉ねぎ/葉,生	0 g	ねぎは入れない。
		調合油	2(1.5) g		調合油	1 g	
		かつお昆布だし	120(100) g		かつお昆布だし	90 g	
		うすくちしょうゆ	3(2.4) g 1%		うすくちしょうゆ	1.5 g 1%	
		こいくちしょうゆ	3(2.4) g 1%		こいくちしょうゆ	1.5 g 1%	
					水溶き片栗粉		★分量は子どもの成長・発達の状況による。ほうれんそうは刻む。
副菜	ほうれんそうとしらすのごま和え	ほうれんそう/葉,生	40(30) g	ほうれんそうとしらすのとろとろ煮	ほうれんそう/葉,生	30 g	
		しらす干し/半乾燥品	5(4) g		しらす干し/半乾燥品	4 g	
		ごま/いり	1(0.8) g		昆布だし	40 g	
		かつお昆布だし	5(4) g		水溶き片栗粉		★分量は子どもの成長・発達の状況による。ごまと調味料を抜く。
		こいくちしょうゆ	1(0.8) g 1%				
デザート	さつまいもとりんごの甘煮	さつまいも/塊根,生	40 g	さつまいもとりんごの甘煮	さつまいも/塊根,生	20 g	形が残る程度につぶす。または，7mm角くらいに刻む。
		りんご/生	30 g		りんご/生	15 g	
		車糖/上白糖	3 g 4.3%		車糖/上白糖	1.5 g 4.3%	
		有塩バター	2 g 2.8%		有塩バター	1 g 2.8%	
エネルギー：		354(295) kcal		エネルギー：	206 kcal		
たんぱく質：		18.6(14.5) g		たんぱく質：	11.3 g		
脂　　質：		15.3(12.1) g		脂　　質：	8.0 g		
食塩相当量：		1.8(1.5) g		食塩相当量：	1.1 g		

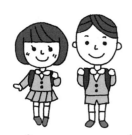

第7章
学　　校

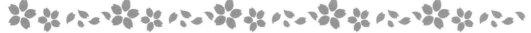

1　学校給食の目的・意義

　学校給食は，成長期にある児童生徒の心身の健全な発達のため，栄養のバランスの取れた豊かな食事を提供することで健康の増進，体位の向上を図っている。さらに，食に関する指導を効果的に進めるための重要な教材として，給食の時間だけでなく各教科や総合的な学習の時間，特別活動などにおいて活用することができる。特に給食の時間には，学級という集団での準備・会食・片付けの実践を通して，児童生徒に望ましい食習慣と食に関する実践力を身に付けさせることができる。また，地場産物や郷土食，行事食を取り入れることで，地域の文化や伝統に対する理解や関心を深めている。学校給食法では，学校給食を実施するにあたって以下の7項目を目標に定めている。

1．適切な栄養の摂取による健康の保持増進を図ること。
2．日常生活における食事について正しい理解を深め，健全な食生活を営むことができる判断力を培い，及び望ましい食習慣を養うこと。
3．学校生活を豊かにし，明るい社交性及び協同の精神を養うこと。
4．食生活が自然の恩恵の上に成り立つものであるということについての理解を深め，生命及び自然を尊重する精神並びに環境の保全に寄与する態度を養うこと。
5．食生活が食にかかわる人々の様々な活動に支えられていることについての理解を深め，勤労を重んずる態度を養うこと。
6．我が国や各地域の優れた伝統的な食生活についての理解を深めること。
7．食料の生産，流通及び消費について，正しい理解に導くこと。

2　給与栄養目標量の設定

　学校給食における給与栄養目標量は「学校給食実施基準の一部改正について」（令和3年2月12日　文部科学省通知）で学校給食摂取基準（令和3年2.12文部科学省告示第61号，学校給食実施基準別表）に示されている（表7－1）。また，同表の注2に示されているように，担当する地域や学校における児童生徒の身体状況を把握し適切な摂取基準を算出し運用することが求められている。児童生徒は成長過程にあるため，定期的に見直すようにすることが望ましい。

　あわせて，表7－2に学校給食の標準食料構成を示す。これを参考に各地域で実施献立や対象者の身体活動レベルなどをもとにそれぞれの食品構成表を作成することが望ましい。

表7−1　児童または生徒1人1回あたりの学校給食摂取基準

区　分	基準値			
	児童（6歳〜7歳）の場合	児童（8歳〜9歳）の場合	児童（10歳〜11歳）の場合	生徒（12歳〜14歳）の場合
エネルギー	530kcal	650kcal	780kcal	830kcal
たんぱく質	学校給食による摂取エネルギー全体の13%〜20%			
脂質	学校給食による摂取エネルギー全体の20%〜30%			
ナトリウム 食塩相当量	1.5g 未満	2g 未満	2g 未満	2.5g 未満
カルシウム	290mg	350mg	360mg	450mg
マグネシウム	40mg	50mg	70mg	120mg
鉄	2mg	3mg	3.5mg	4.5mg
ビタミンA	160μgRAE	200μgRAE	240μgRAE	300μgRAE
ビタミンB$_1$	0.3mg	0.4mg	0.5mg	0.5mg
ビタミンB$_2$	0.4mg	0.4mg	0.5mg	0.6mg
ビタミンC	20mg	25mg	30mg	35mg
食物繊維	4g 以上	4.5g 以上	5g 以上	7g 以上

注1）表に掲げるもののほか，次に掲げるものについても示した摂取について配慮すること。
　　亜鉛：児童（6歳〜7歳）2mg，同（8歳〜9歳）2mg，同（10歳〜11歳）2mg，生徒（12歳〜14歳）3mg
注2）この摂取基準は，全国的な平均値を示したものであるから，適応に当たっては，個々の健康及び生活活動等の実態並びに地域の実情等に十分配慮し，弾力的に運用すること。
注3）献立作成に当たっては，多様な食品を適切に組み合わせるよう配慮すること。

3　献立作成の要点

　献立作成に当たっては，「学校給食実施基準の施行について」に照らし適切に実施する。さらに，献立作成は次の内容に留意して行う。

（ア）食に関する指導の全体計画との関連

　学校教育目標に沿った食に関する指導の全体計画に基づき，学校給食年間指導計画を立て，献立が「生きた教材」として活用できるようにする。例えばその一環として，バイキング給食，セレクト給食などの選択献立方式も取り入れられている。家庭科などの教科での学習と関連付け，適切な指導のもとに児童生徒が主体的に選択することで，自己管理能力を高め，食生活を豊かなものにするねらいがある。また，地場産物や郷土に伝わる料理を積極的に取り入れ，児童生徒が郷土に関心をよせ，地域の食文化の継承につながるように配慮する。

　さらに，学校給食を通じて，日常または将来の食事作りにつなげられるよう，献立名や食品名が明確な献立作成に努める。

（イ）栄養面への配慮

　「学校給食摂取基準」および「標準食品構成表」を目安に，栄養や食品構成のバランスのとれた献立であることはもちろん，児童生徒の現状や地域の実情等を考慮して献立を作成する。栄養価は，学校給食摂取基準を毎日充足することが望ましいが，過不足が生じた場合は，週間もしくは1か月程度の平均値が充足するように工夫する。

表7-2　学校給食の標準食品構成表（幼児・児童・生徒1人1回あたり）

区　　分			幼児の場合	児童（6〜7歳）の場合	児童（8〜9歳）の場合	児童（10〜11歳）の場合	生徒（12〜14歳）の場合	夜間課程を置く高等学校及び特別支援学校の高等部の生徒の場合
主食	米飯の場合	米	50g	50g	70g	90g	100g	100g
		強化米	0.15g	0.15g	0.21g	0.27g	0.3g	0.3g
	パンの場合	小麦	40g	40g	50g	70g	80g	80g
		イースト	1g	1g	1.25g	1.75g	2g	2g
		食塩	1g	1g	1.25g	1.75g	2g	2g
		ショートニング	1.4g	1.4g	1.75g	2.45g	2.8g	2.8g
		砂糖類	1.4g	1.4g	1.75g	2.45g	2.8g	2.8g
		脱脂粉乳	1.4g	1.4g	1.75g	2.45g	2.8g	2.8g
ミルク	牛乳		155g	206g	206g	206g	206g	206g
おかず	小麦粉及びその製品		4g	4g	5g	7g	9g	9g
	芋及び澱粉		20g	26g	30g	34g	35g	35g
	砂糖類		3g	3g	3g	3g	4g	4g
	豆類		4g	4.5g	5g	5.5g	6g	6g
	豆製品類		12g	14g	16g	18g	18g	18g
	種実類		1.5g	2g	3g	3.5g	3.5g	3.5g
	緑黄色野菜類		18g	19g	23g	27g	35g	35g
	その他の野菜類		50g	60g	70g	75g	82g	82g
	果物類		30g	30g	32g	35g	40g	40g
	きのこ類		3g	3g	4g	4g	4g	4g
	藻類		2g	2g	2g	3g	4g	4g
	魚介類		13g	13g	16g	19g	21g	21g
	小魚類		2.5g	3g	3g	3.5g	3.5g	4g
	肉類		12g	13g	15g	17g	19g	19g
	卵類		5g	5g	6g	8g	12g	12g
	乳類		3g	3g	4g	5g	6g	6g
	油脂類		2g	2g	3g	3g	4g	4g

備考：（1）　1か月間の摂取目標量を1回当たりの数値に換算したものである。
　　　（2）　適用に当たっては，個々の児童生徒等の健康及び生活活動等の実態並びに地域の実情等に十分配慮し，弾力的に運用すること。（平成25年1月　文部科学省通知）

　　　（出典）学校における児童生徒の食事摂取基準策定に関する調査研究協力者会議，学校給食摂取基準の策定について（報告），2011より抜粋

（ウ）経済面への配慮

　献立内容に変化を持たせるために，給食予定額を適正に設定し，食品は新鮮で安価な旬のものを多く利用するなど，過不足が出ないように計画する。

（エ）安全面への配慮

　学校給食は児童生徒を対象にしているため特に安全への配慮が必要である。献立は衛生上，季節，気温，湿度などの条件に適したものとする。特に高温多湿の時期には，和え物等の献立に注意する。

限られた時間や調理従事者数，施設設備などの現状を十分考慮し，組み合わせを考えながら，献立内容の多様化，充実を図る。あわせて，食物アレルギー対応等の個別対応にも配慮する。

4 献立例

日本の伝統行事や，学校行事に合わせた献立，郷土に伝わる料理，地域の食材を給食に出すことは給食への関心を高めるだけでなく食育の教材として大きな意味を持つものである。

ここでは，行事食，郷土料理について献立，作業指示書，作業工程表，食育資料（こんだてしょうかい）を例にあげる。

1）行事食

（1）2月「節分」（麦ご飯・牛乳・鰯のかば焼き・こまつなとキャベツの和え物・豚汁・みかん・福豆）

節分には，魔除けとして家の入り口に柊の枝にさしたいわしの頭を飾ったり，豆まきをする風習があるため「いわし料理」と「福豆」をつけている。

行事食（節分）

	料理名	食品名	使用量
主食	麦ご飯	こめ/水稲/精白米	68g
		おおむぎ/米粒麦	12g
牛乳	牛乳	普通牛乳	206g
主菜	いわしのかば焼き	いわし（開き）1尾	35g
		じゃがいもでんぷん	2g
		調合油	3g

主菜	たれ	車糖/上白糖	0.8g 2%
		濃口しょうゆ	1.5g 4%
		清酒/普通酒	1g 3%
		しょうが/根茎,生	1.5g
		水	3g
		ごま/いり	0.5g
副菜	こまつなとキャベツの和え物	こまつな/葉,生	25g
		キャベツ/生	35g
		しらす干し/半乾燥品	1.5g
		かつお節	0.2g
		うすくちしょうゆ	1.2g 2%
汁物	豚汁	ぶた/かた/脂身付き/生	10g
		だいこん/根,皮むき,生	30g
		にんじん/根,皮むき,生	10g

汁物		さつまいも/塊根,皮つき	25g
		こんにゃく/板こんにゃく/精粉こんにゃく	10g
		葉ねぎ/葉,生	5g
		（だし類）かつお・昆布だし	130g
		米みそ/淡色辛みそ	8g 3.5%
副菜	福豆	いり大豆/黄大豆	5g
デザート	みかん	うんしゅうみかん/じょうのう/普通,生	60g

エネルギー：	645 kcal
たんぱく質：	26.3 g
脂　質：	18.6 g
食塩相当量：	1.9 g

汚染作業区域 ／ 非汚染作業区域 ／ 取り扱い注意する食品：使い捨て手袋使用・二次汚染注意

料理名	担当者	8:30	9:00	9:30	10:00	10:30	11:00	11:30	12:00
麦ご飯	E	計量・洗米		浸漬		炊飯・蒸らし（手洗い）		配缶（配食用エプロン・手袋）（手洗い）	
いわしのかば焼き	A	いわし検収・移し替え・解凍／洗浄順	エプロン交換・手洗い	揚げ物準備（手洗い）		いわし でんぷんをまぶす・揚げる エプロン手袋 中心温度		油片付け	
	B	検収下処理／調味料計量		たれ調理（手洗い）			たれかけ・配缶（手洗い）（配食用エプロン・手袋）		
こまつなとキャベツの和え物	C	野菜洗浄／1みかん 2キャベツ 3小松菜 4もやし 5しょうが 6だいこん 7にんじん 8さつまいも 9ねぎ	靴履き替え	野菜切裁（手洗い）		茹・冷却 手袋 残留塩素濃度測定 中心温度		調味・和える（配食用エプロン・手袋）（手洗い）品温	
豚汁	D	調味料計量	釜準備／だしをとる	野菜切裁 エプロン手袋（手洗い）		豚肉／中心温度	煮込み・調味（手洗い）	配缶（配食用エプロン・手袋）	
福豆・みかん・牛乳	E	牛乳配食・食器具準備（手洗い）	福豆配食（手洗い） みかん数読み エプロン手袋						

〔いわしのかば焼き〕

①いわしにでんぷんをまぶし，油で揚げる。調味料を合わせ煮たててたれを作る。

②①にたれをかけ，いりごまを振りかける。

〔こまつなとキャベツの和え物〕

①こまつなは2cm幅，キャベツは短冊に切り，もやしとともに茹でて，冷却する。（スチームコンベクションで蒸す。）

②軽く水分をきっておく。

③しらす干しはからいりし，冷ましておく。

④②と③を合わせ，うす口しょうゆで味付けし，削り節を混ぜて仕上げる。

〔豚　汁〕

①大根，人参は5mm幅のいちょう切り，さつまいもは1cmのいちょう切り，青ネギは小口切りにする。つきこんにゃくは下茹でしておく。

②だしを取り，大根，人参，つきこんにゃくを煮る。

③②に豚肉を固まらないように加え煮る。

④③にさつまいもを加え煮る。材料が柔らかくなったら，だしで溶いたみそを加え味付けし，最後に青ネギを加えひと煮立ちさせ仕上げる。

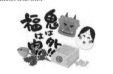

こんだてしょうかい

[今日の献立] 節分にちなんだ行事食
麦ごはん　いわしのかば焼き風　こまつなとキャベツのあえ物
豚汁　福豆　みかん　牛乳

【節分】2月3日は節分です。節分というのは、季節の変わり目を意味します。昔は季節の変わり目は、災いや病気が起こりやすいと考えられていました。そこで、節分には災い（鬼）を追い払い、健康にすごせることを願って、いわしの頭を玄関にかざったり、豆まきをしたりする習慣がはじまりました。

いわしの頭はその匂いを鬼が嫌うため、玄関にかざると鬼が逃げていくという言い伝えがあります。また、節分に福豆を食べるのは、栄養のある大豆で「福」を身体にとり入れることで一年の健康を願うという意味があるようです。

今日は、節分にちなんで、「いわしのかば焼き風」と「福豆」を給食に入れました。

鬼は外!!　福は内

（2）7月「七夕」（ゆかりご飯・牛乳・ささみの磯辺揚げ・わかめの和風サラダ・七夕汁・七夕ゼリー）

七夕にちなんで「そうめん」を天の川に見立て「おくら」で星を表した「七夕汁」，星空をイメージした「七夕ゼリー」をつけている。学校給食用食品では行事をイメージするデザインを施した既成のゼリー等のデザートがあるので利用するのもよい。

行事食「七夕」					清酒/普通酒	1g 0.4%		たまねぎ/りん茎,生	20g
				主菜	こしょう/混合,粉	0.01g 0.004%		にんじん/根,皮むき,生	10g
					プレミックス粉/天ぷら用	6g	汁物	オクラ/果実,生	8g
					あおのり/素干し	0.1g		ぶなしめじ/生	
					調合油	5g		油揚げ/生	10g
				わかめの和風サラダ	乾燥わかめ/素干し,水戻し	10g		(だし類)かつお・昆布だし	5g 130g
					キャベツ/結球葉,生	35g		うすくちしょうゆ だし汁に対して	4.5g 3.5%
					きゅうり/果実,生	15g		清酒/普通酒 だし汁に対して	1g 0.8%
				副菜	スイートコーン/未熟種子/カーネル,冷凍	15g			
	料理名	食品名	使用量				デザート	七夕ゼリー	七夕ゼリー	60g
主食	ゆかりご飯	こめ/水稲/精白米 おおむぎ/米粒麦 ゆかりふりかけ	60g 10g 0.5g		しらす干し/半乾燥品	3g			
牛乳	牛乳	普通牛乳	206g		ごま/いり	1g		エネルギー：	636 kcal
主菜	ささみの磯辺揚げ	にわとり/[成鶏肉]/ささ身/生 精製塩/家庭用	40g 0.1g 0.04%		和風ドレッシングタイプ調味料	3g		たんぱく質：	28.1 g
				汁物	七夕汁	手延そうめん・手延ひやむぎ/ゆで	40g	脂　質：	17.9 g
								食塩相当量：	2.0 g

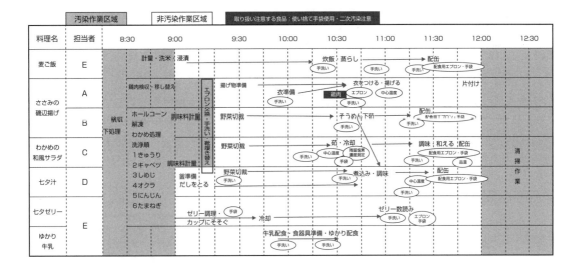

表7-3　調理指示書

月　　日（　）			献立		アレルギー対応・特記事項				
			ゆかりご飯	わかめの和風サラダ	代替飲用牛乳⇒豆乳				
食数		100	牛乳	七夕汁	行事食【七夕】				
			ささ身の磯辺揚げ	七夕ゼリー					
献立名	アレルゲン	材料名	分量		洗浄順	下処理・切り方	調理方法・衛生のポイント	食器具	
			一人当使用量	単位	購入量	単位				
ゆかりご飯		精白米	60	g	6.8	kg		洗米，浸漬30分	炊飯器で炊飯する。	飯茶碗
		米粒麦	10	g	1.2	kg			炊き上がったら，ほぐす。	
		水	110	g	11	kg			配缶する。	
		ゆかりふりかけ	0.2	g	20	g			ゆかりふりかけをクラスごとに配分する。	
牛乳	●	普通牛乳	1	本	99	本			数を数える。【代替あり】	
		豆乳			1	本				
ささ身の磯辺揚げ		鶏ささみ	1	本	100	本			フライヤー準備	皿
		塩	0.1	g	10	g			鶏ささみに下地をつける。	
		普通酒	1	g	100	g			天ぷら粉と青のりをまぜ水を加え衣を作る。	
		天ぷら粉	6	g	600	g			鶏ささみに衣をつけ油で揚げる。	
		青のり粉	0.1	g	10	g				中心温度計
		水	10	g	1	L			1人1個ずつ配缶する。	
		揚げ油							【中心温度測定・記録】	
わかめの和風サラダ		カットわかめ	1.2	g	120	g		水でもどす	野菜，もどしたわかめはスチコンで蒸す。	皿
		キャベツ	35	g	3.9	kg	2	短冊切	冷却機で，冷却する。	
		きゅうり	15	g	1.5	kg	1	うす切	野菜の水気を軽く絞り，しらす干しを加える。	
		ホールコーン（冷）	15	g	1.5	kg		スチコン加熱	調味する。最後にいりごまを加え混ぜる。	
		しらす干し	3	g	300	g		からいり	配缶する。	
		いりごま	2	g	200	g			【中心温度測定・記録】	中心温度計
		和風ドレッシング	3	g	300	g			【調理終了時品温測定・記録】	品温計
七夕汁		そうめん	10	g	1	kg		ゆでておく	釜に分量の水を入れ，だし昆布とうるめ節を	汁椀
		たまねぎ	20	g	2.1	kg	5	スライス	いれて，しばらく水につけて置く。(30分程度)	
		にんじん	10	g	1.1	kg	6	5ミリ厚いちょう切り	弱火でじっくりと加熱する。	
		オクラ	8	g	0.9	kg	4	小口切り	弱火沸騰を持続させ，だしをとる。	
		しめじ	10	g	1.1	kg	3	ほぐす	油揚げに熱湯をかけ油抜きをする。	
		油揚げ	5	g	0.5	kg		短冊切り	だしにたまねぎ，にんじん，しめじ，油揚げ	
		うるめ節	3	g	300	g			を加え煮る。	
		だし昆布	1.5	g	150	g			調味料を加え，味を調える。	
		水	150	g	15	L			ゆがいたそうめんを加え再沸騰させる。	中心温度計
		うすくちしょうゆ	4.5	g	450	g			最後にオクラを加え仕上げる。	
		料理酒	1	g	100	g			配缶する。【中心温度測定・記録】	

七夕ゼリー	ぶどうジュース	50	g	5	L		アガーと砂糖をよく混ぜ合わせる。
	アガー	1.4	g	140	g		分量の水にだまにならないように少しずつ
	砂糖	3	g	300	g		入れる。
	水	20	g	2	L		火にかけかき混ぜながら煮溶かす。
	黄桃缶（ダイスカット）	5	g	500	g	汁気をきる。	軽く沸騰させる。ジュースを加え攪拌する。
	カップ	1	個	100	個		カップにそそぎ固める。
							ゼリーが固まったら黄桃をトッピングする。
荷受						・調味料をはかる。 ・別容器に移す。	

☆下処理室と調理室は，エプロン，靴を履きかえる。
☆使い捨て手袋を装着したまま，器具や目的以外の食品に触れない。　　　☆同じ手袋を着けたり，はずしたりしない。

〔ゆかりご飯〕

①ゆかりふりかけをクラスに分け，配食時に振りかける。

〔ささみの磯辺揚げ〕

①とりにくに下味をつける。

②衣を作り①に衣を付け，油で揚げる。

〔わかめの和風サラダ〕

①乾燥わかめは水で戻し，熱湯で茹でて，冷却する。

②しらす干しはからいりし，冷ましておく。

③キャベツは1㎝幅の短冊切り，きゅうりはうす切りにし，
茹でて，冷却する。（スチームコンベクションで蒸す。）

④軽く水分をきっておく。

⑤材料を合わせてドレッシングで和え，最後にいりごまを振りかけて仕上げる。

こんだてしょうかい

【今日の献立】七夕にちなんだ行事食

ゆかりご飯　ささみの磯辺あげ　わかめの和風サラダ

七夕汁　七夕デザート　牛乳

【七夕】7月7日に天の川をはさんで美しくかがやく星があります。こと座のベガとわし座のアルタイルです。中国ではこの七夕の日を1年に1度めぐりあいできる日と考え，七夕に願い事をするようになりました。この行事が平安時代に日本に伝わり，七夕にお願い事をするという風習へと変化したのです。

みなさんもお願い事を書いた短冊をささかざりにつけましたか？お願い事がかなうといいですね。

今日は七夕の行事食です。天の川にみたてた「そうめん」と星にみたてた「おくら」の入った「七夕汁」とデザートに夜空にちりばめられた星をイメージした七夕ゼリーがついてます。

〔七夕汁〕

①そうめんは半分におり，茹でておく。

②たまねぎはうす切，人参はせん切り，おくらは小口切り，しめじはほぐす。

③油揚げは短冊に切り，熱湯をかけて油抜きしておく。

④だしを取り，そうめん，おくら以外の材料を煮る。

⑤調味料を加え，そうめんを加え，煮立て，おくらを散らして仕上げる。

〔七夕ゼリー〕

①アガーと砂糖をよく混ぜておく。

②分量の水に①を加え，火にかけ完全に煮溶かす。

③②にぶどうジュースを加えゼリー液を作る。

④ゼリーカップに③を注ぎ固める。（アガーは室温で固まる。）

⑤④に角切りの黄桃をトッピングして仕上げ，冷蔵庫で冷却する。

（3）9月「月見」（えだまめご飯・牛乳・鮭の塩焼き・酢の物・さといも汁・月見団子）

月見には満月にすすきを飾り，月見だんごやさといも，栗など季節の果実お供えする風習がある。「さといも」を汁に，「えだまめ」をご飯に入れ，月見だんごをつけている。

行事食「月見」

	料理名	食品名	使用量
主食	えだまめご飯	こめ/水稲/精白米	65g
		おおむぎ/米粒麦	15g
		えだまめ/冷凍	15g
		精製塩/家庭用	0.1g
		枝豆に対して	0.7%
牛乳	牛乳	普通牛乳	206g
主菜	鮭の塩焼き	しろさけ/生	40g
		精製塩/家庭用	0.2g
			0.5%

		食品名	使用量
副菜	酢の物	キャベツ/結球葉,生	25g
		ブラックマッペもやし/生	30g
		しらす干し/半乾燥品	2g
		わかめ/カットわかめ	0.5g
		ごま/いり	2g
		車糖/上白糖	1g
			1.7%
		米酢	3g
			5%
		精製塩/家庭用	0.2g
			0.3%
汁物	さといものみそ汁	さといも/球茎,生	35g
		油揚げ/生	3g
		ぶなしめじ/生	10g
		たまねぎ/りん茎,生	20g
		はくさい/結球葉,生	25g
		こまつな/葉,生	12g
		にんじん/根,皮むき,生	10g
		(だし類)かつお・昆布だし	120g

		食品名	使用量
汁物		うすくちしょうゆ	5g
		だし汁に対して	4.2%
		清酒/普通酒	1g
		だし汁に対して	0.8%
デザート	月見だんご	白玉団子	30g
		きな粉/全粒大豆/黄大豆	4g
		車糖/上白糖	2g
		きな粉に対して	50%
		精製塩/家庭用	0.01g
		きな粉に対して	0.3%

エネルギー：	657 kcal
たんぱく質：	28.8 g
脂　　質：	18.4 g
食塩相当量：	1.9 g

汚染作業区域	非汚染作業区域	取り扱い注意する食品：使い捨て手袋使用・二次汚染注意

料理名	担当者	8:30	9:00	9:30	10:00	10:30	11:00	11:30	12:00	12:30
えだまめご飯	E	計量・洗米 →		浸漬		炊飯・蒸らし		枝豆混ぜる → 配缶		
				(冷)枝豆ゆでる	手洗い		中心温度	配食用エプロン・手袋 / 手洗い		
鮭の塩焼き	A	鮭検収・移し替え	エプロン交換・手洗い	天板準備 →			鮭 スチームコンベクションで焼く →	配缶 片付け		
						手洗い	エプロン 中心温度	配食用エプロン・手袋 / 手洗い		
酢の物	B	検収 下処理	洗浄順 1しめじ 2キャベツ 3白菜 4小松菜 5にんじん 6玉ねぎ	野菜切裁		茹・冷却 →		調味 和える 配缶	清掃作業
					中心温度 手洗い	残留塩素濃度測定 手袋	手洗い	配食用エプロン・手袋 / 品温	
さといものみそ汁	C		調味料計量 釜準備	野菜切裁		煮込み・調味 →		手洗い 配缶	
	D						中心温度	配食用エプロン・手袋	
月見だんご	C			団子ゆでる →		まぶす → 配缶			
			きな粉準備 手洗い	手洗い	だんご数読み	配食用エプロン・手袋			
牛乳	E	牛乳配食・食器具準備		手洗い					

〔えだまめご飯〕

①むき身のえだまめを茹でて，炊き上がったご飯に混ぜる。

〔鮭の塩焼き〕

①鮭に塩をまんべんなく振りかけ，下味を付ける。

②スチームコンベクション（コンビモード230℃12分）で焼く。

〔酢の物〕

①乾燥わかめは水で戻し，熱湯で茹でて，冷却する。

②しらす干しはからいりし，冷却する。

③キャベツは1cm幅の短冊切，もやしとともに茹でて，冷却する。（スチームコンベクションで蒸す。）

④冷めたら軽く水分をきっておく。

⑤材料を合わせて調味料で和え，最後にすりごまを混ぜ合わせて仕上げる。

こんだてしょうかい

【今日の献立】月見にちなんだ行事食

えだまめご飯　鮭の塩焼き　酢の物

さといものみそ汁　月見だんご　牛乳

【月見】昔，農村ではこの月見のころが，農作物の収穫の時期と重なっていたこともあり，収穫祭として，十五夜を祝うことになったようです。

お米が無事に収穫できたことに感謝し，さらに次の年の豊作を祈って，米粉で作った団子をお月さまにお供えする風習が広まりました。団子のほかにも，栗，さといも，すすきなどをお供えすることが多いようです。今日はお月見の行事食です。お供え物になっている「さといも」を使ったおつときなこ団子がついています。

〔さといものみそ汁〕

①たまねぎはうす切り，人参はいちょう切り，白菜は2cm幅の短冊切り，小松菜は1.5cm幅に切る。しめじは，ほぐしておく。油揚げは短冊に切り，熱湯をかけて油抜きしておく。

②だしを取り，たまねぎ，人参を入れ煮る。

③②に白菜，しめじ，油揚げを加え更に煮る。

④③にさといもを加えて煮る。材料が柔らかくなったら，調味料を加えて味付けし，最後に小松菜を加えてひと煮立ちさせ仕上げる。

〔月見だんご〕

①きな粉と砂糖，塩をよく混ぜておく。

②だんごをゆでる。

③②に①をまぶして仕上げる。

2）郷土料理

奈良県で食べ継がれてきている郷土料理をアレンジした。行事食のいわれ，言い伝えなどの紹介や給食時間の放送等を活用して児童生徒に伝え，食文化の伝承や理解につなげることが望ましい。

（1）郷土食を取り入れた献立①（雑穀ご飯・牛乳・鶏肉の照り焼き・ならのっぺ・キャベツのごま酢あえ）

奈良春日大社に伝わる「おん祭」に大和の国内から集まる大和士に「ならのっぺ」をふるまったことから，おん祭に「ならのっぺ」を食べる習慣が続いている。

郷土料理（ならのっぺ）

区分	料理名	食品名	使用量
主食	雑穀ご飯	こめ/水稲/精白米	65g
		雑米	15g
牛乳	牛乳	普通牛乳	200g
主菜	鶏肉の照り焼き	にわとり/[成鶏肉]/もも/皮つき,生	40g
		こいくちしょうゆ	3g 7.5%
主菜		清酒/普通酒	1.5g 3.8%
		みりん/本みりん	1.5g 3.8%
	添え野菜	ブロッコリー/花序,生	15g
汁物	ならのっぺ	さといも/球茎,生	35g
		にんじん/根/皮むき,生	20g
		しいたけ/乾しいたけ,乾	1g
		板こんにゃく/精粉こんにゃく	25g
		生揚げ	30g
		だいこん/根/皮むき,生	40g
		（だし類）かつお・昆布だし	50g
		車糖/上白糖　だしに対して	1.5g 3%
		うすくちしょうゆ　だしに対して	4.5% 9%
汁物		みりん/本みりん　だしに対して	2g 4%
		精製塩/家庭用　だしに対して	0.1g 0.2%
副菜	キャベツのごま酢あえ	キャベツ/結球葉,生	45g
		油揚げ/生	4g
		しらす干し/半乾燥品	3g
		ごま/いり	1.5g
		車糖/上白糖	2g 3.7%
		穀物酢	3g 5.6%
		精製塩/家庭用	0.1g 0.2%

エネルギー：	626 kcal
たんぱく質：	27.2 g
脂　　質：	26.3 g
食塩相当量：	2.2 g

汚染作業区域	非汚染作業区域	取り扱い注意する食品：使い捨て手袋使用・二次汚染注意

料理名	担当者	8:30	9:00	9:30	10:00	10:30	11:00	11:30	12:00	12:30
雑穀ご飯	E	計量・洗米	浸漬		炊飯・蒸らし			配缶（配食用エプロン・手袋）		
鶏肉の照り焼き	A	鶏肉検収・移し替え・下味	天板準備		スチームコンベクションで焼く（鶏肉／エプロン・中心温度） 片付け					
ブロッコリー添え	B	検収 調味料計量	野菜切截			たれ調理・たれかけ・配缶（配食用エプロン・手袋）			清掃作業	
キャベツのごま酢あえ	C	下処理 洗浄順 1ブロッコリー 2キャベツ 3にんじん 4だいこん 5さといも	野菜切截		茹・冷却	調味・和える・配缶				
ならのっぺ	C									
	D	調味料計量 だしをとる 釜準備	野菜切截		煮込み・調味		配缶			
牛乳	E	牛乳配食・食器具準備								

〔ならのっぺ〕

①材料は大き目の乱切りにする。

②だし汁で煮る。調味料を加えじっくり煮含める。

（2）郷土食を取り入れた献立②（ご飯・牛乳・鯖の塩焼き・七色おあえ・もずくの澄まし汁）

大和（奈良）では和え物のことを「おあえ」といい，お盆のお供え料理の1つである。旬の7つの野菜を使っているため「七色おあえ」と言われている。一般に使用される7種類の野菜は「みょうが，ずいき，いんげん，かぼちゃ，なす，ごぼう，にんじん」であるが，子供たちの嗜好を考慮してアレンジした。

郷土料理（七色おあえ）

	料理名	食品名	使用量
主食	ご飯	米/水稲/精白米	80g
牛乳	牛乳	普通牛乳	206g
主菜	鯖の塩焼き	たいせいようさば/生	40g
		精製塩/家庭用	0.2g 0.5%

七色おあえ		
なす/果実,生	15g	
西洋かぼちゃ/果実,生	15g	
さつまいも/塊根/皮つき,生	15g	
ごぼう/根,生	5g	
えだまめ/冷凍	5g	
スイートコーン/缶詰/ホールカーネルスタイル	5g	
ぶなしめじ/生	5g	
米みそ/淡色辛みそ	3.5g 6.3%	
車糖/上白糖	1.5g 1.9%	
みりん/本みりん	1g 1.3%	
(だし類)かつお・昆布だし	5g	
ごま/ねり	3g	
ごま/いり	1g	

もずくの澄まし汁		
もずく/塩蔵,塩抜き	25g
だいこん/根/皮むき,生	20g
にんじん/根/皮むき,生	10g
焼きふ/釜焼きふ	2g
こまつな/葉,生	15g
(だし類)かつお・昆布だし	130g
うすくちしょうゆ だし汁に対して	4.5g 3.5%
清酒/普通酒 だし汁に対して	1g 0.8%

エネルギー：	635 kcal
たんぱく質：	22.7 g
脂　質：	22.4 g
食塩相当量：	1.8 g

117

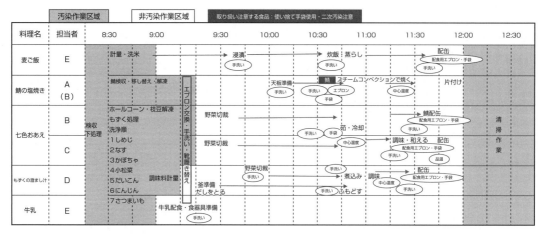

〔七色おあえ〕

　①食べやすい大きさに切った野菜を茹でて，冷却する（スチームコンベクションオーブンで蒸す）。

　②①の水気を軽く絞り，調味料を合わせたごまみそで和える。

🏫 5　アレルギー対応

　学校給食におけるアレルギー対応は「学校給食における食物アレルギー対応指針」（平成27年3月，文部科学省）に示されているように，原則として安全性を最優先し食物アレルギーを有する児童生徒にも給食を提供する。安全確保のため，原因食物の**完全除去対応**を原則としている。

　特に重篤度の高い原因食物のそば・落花生・えび・かにには提供を極力減らすように献立を検討する。また，発症例の多い原因食物である卵・乳・小麦，くるみ等は使用頻度を減らし，対応食調理を抑えたり，1回の給食で複数の料理に原因食物を使用したりしないよう配慮する。ここにあげた8品目を特定原材料とよび，食品表示法により容器包装された加工食品への表示が義務付けられている。

　これらを使用する場合は，使用していることが明確な料理や料理名にし，当該児童生徒だけでなく学級担任やまわりの児童生徒にも認識しやすくすることが誤配食を防止するためにも重要である。

　表7−4に示す調味料，だし，添加物は，食物アレルギーの原因食物に関連するものであっても症状誘発の原因になりにくいため除去する必要はないと考えられている。ただし，これらの食品に

表7−4　除去する必要のない調味料等

原因食物	食品名
鶏　卵	卵殻カルシウム
牛　乳	乳糖，乳清焼成カルシウム
小　麦	しょうゆ，酢，みそ
大　豆	大豆油，しょうゆ，みそ
ご　ま	ごま油
魚　類	かつおだし，いりこだし，魚しょう
肉　類	エキス

表7−5　対応食（例）

原因食物		対応食
小麦	小麦粉	米粉
	パン粉	米パン粉
	麺・そうめん	米粉麺（フォー，ビーフン），春雨
	ルウ	米粉
	パン	米飯，米粉パン（グルテンフリー）
乳	牛乳	豆乳（Ca強化の商品も市販されている）
卵	卵	ゆば，高野豆腐，豆腐

ついても対応が必要な児童生徒は，重篤な症状を呈する場合が考えられるので事故防止の観点から家庭から弁当を持参するなどの対応を考慮することが望ましい。

1）アレルギー対応食（特定原材料不使用の対応献立）

アレルギー対応する食材を限定したり特定原材料の8品目を使用しない献立とすることで，除去食や代替食の調理作業や確認作業が軽減されるだけでなく，学級での誤配食が防止できると考える。

アレルギー対応食

	料理名	食品名	使用量
主食	ご飯	米/水稲/精白米	80 g
牛乳	豆乳	調整豆乳	200 g
主菜	鶏肉のトマトソースかけ	にわとり/[成鶏肉]/もも/皮つき,生	45 g
		精製塩/家庭用	0.2 g / 0.4%

	料理名	食品名	使用量
主菜		こしょう/混合,粉	0.01 g
		(トマト類)缶詰/ホール/食塩無添加	30 g
		たまねぎ/りん茎,生	15 g
		固形ブイヨン	0.2 g / 0.4%
		車糖/上白糖	1 g / 2.2%
副菜	ブロッコリーとコーンのセサミサラダ	ブロッコリー/花序,生	25 g
		スイートコーン/未熟種子/カーネル,冷凍	15 g
		ごま/いり	2 g
		精製塩/家庭用	0.2 g / 0.6%
		こしょう/混合,粉	0.01 g
		車糖/上白糖	0.5 g / 1.5%
		果実酢/りんご酢	3 g / 8.8%

	料理名	食品名	使用量
	ポトフ	ウインナーソーセージ	15 g
		キャベツ/結球葉,生	30 g
		じゃがいも/塊茎,生	30 g
		たまねぎ/りん茎,生	20 g
		だいこん/根/皮むき,生	20 g
		にんじん/根/皮むき,生	15 g
汁物		えだまめ/冷凍	10 g
		水	70 g
		固形ブイヨン	1.2 g
		水に対して	1.7%
		うすくちしょうゆ	0.5 g
		水に対して	0.7%
		こしょう/混合,粉	0.01 g

エネルギー：	630 kcal
たんぱく質：	25.0 g
脂　　質：	20.7 g
食塩相当量：	1.7 g

汚染作業区域　　非汚染作業区域　　取り扱い注意する食品：使い捨て手袋使用・二次汚染注意

料理名	担当者	作業工程（8:30〜12:30）
ご飯	E	計量・洗米 → 浸漬（手洗い）→ 炊飯 蒸らし → 配缶（配食用エプロン・手袋／手洗い）
鶏肉のトマトソースかけ	A	鶏肉検収・移し替え・下味 → エプロン交換・手洗い・靴履き替え → 天板準備 → スチームコンベクションで焼く（肉用エプロン・使い捨て手袋／中心温度／手洗い）→ 片付け ［鶏肉］
	B	調味料計量 → 野菜切裁 → たれ調理（手洗い）→ たれかけ・配缶（配食用エプロン・手袋／手洗い）
ブロッコリーとコーンのセサミサラダ	C	野菜切裁 → 茹で・冷却（中心温度／残留塩素濃度測定／手洗い）→ 調味 和える → 配缶（配食用エプロン・手袋／品温／手洗い）
ポトフ	D	野菜切裁 釜準備 → 煮込み・調味（手洗い／中心温度）→ 配缶（配食用エプロン・手袋／手洗い）
牛乳	E	牛乳配食・食器具準備（手洗い）

検収　下処理　ホールコーン解凍　洗浄順　1ブロッコリー　2キャベツ　3だいこん　4にんじん　5じゃがいも

〔鶏肉のトマトソースかけ〕

①鶏肉に下味をつける。オーブンで焼く。

②たまねぎは薄めのスライスに切り，よく炒める。トマト缶，調味料を加えとろみがつくまで煮込む。

③①に②をかけ，仕上げる。

〔ブロッコリーとコーンのセサミサラダ〕

①ブロッコリーは小房にわけて，ホールコーンとともに茹でて，冷却する。（スチームコンベクションオーブンで蒸す。）

②調味料でドレッシングを作り①を和え，いりごまを振りかけ仕上げる。

〔ポトフ〕

　①じゃがいもは大き目のサイコロ，たまねぎは一口大，にんじん・だいこんは厚めのいちょう
　　切り，キャベツは大き目の短冊切り，ウインナーは厚めの輪切りにする。

　②ウインナー，たまねぎを軽く炒め分量の水とだいこん，にんじんを加え煮る。煮立ったらじゃ
　　がいもを加え，じゃがいもが煮崩れないように煮る。

　③②に調味料とキャベツ，枝豆を加え煮る。味を調え仕上げる。

2）除去食・代替食

　かきたま汁の卵の代替として湯葉を使用し，栄養価に差がつかないように卵不使用のかまぼこを加えた。

①だしを取る

②卵は割卵し，攪拌しておく。

③わかめは水で戻す。

④しめじはほぐし，ねぎは小口切りする。

⑤だしを煮たて，しめじを煮る。

⑥③のわかめと調味料を加える。

⑦水溶きでんぷんを加え煮る。

⑧再沸騰したら②の卵を静かに注ぎ入れる。

⑨青ねぎを散らして仕上げる。

※対応食は卵の代わりに⑧を湯葉に変える。

　ホワイトルウのバター，牛乳

かきたま汁（通常食）			湯葉の澄まし汁（卵代替食）		
料理名	食品名	使用量	料理名	食品名	使用量
かきたま汁〈汁物〉	鶏卵/全卵, 生	20 g	ゆばのすまし汁〈汁物〉	湯葉/干し, 乾	3 g
	カットわかめ	0.5 g		焼き抜きかまぼこ（乳卵抜き）	5 g
	ぶなしめじ/生	0.2 g		カットわかめ	0.2 g
	葉ねぎ/葉, 生	3 g		ぶなしめじ/生	15 g
	かつお・昆布だし	130 g		葉ねぎ/葉, 生	3 g
	清酒/普通酒	2 g		かつお・昆布だし	130 g
	だしに対して	1.5%		清酒/普通酒	2 g
	精製塩/家庭用	0.1 g		だしに対して	1.5%
	だしに対して	0.1%		精製塩/家庭用	0.1 g
	うすくちしょうゆ	4 g		だしに対して	0.1%
	だしに対して	3%		うすくちしょうゆ	4 g
	じゃがいもでん粉	0.8 g		だしに対して	3%
				じゃがいもでん粉	0.8 g
エネルギー：		42 kcal	エネルギー：		32 kcal
たんぱく質：		3.7 g	たんぱく質：		3.5 g
脂　　質：		2.2 g	脂　　質：		0.6 g
食塩相当量：		1.0 g	食塩相当量：		1.0 g

ホワイトルウ			小麦・乳アレルギー対応ルウ		
料理名	食品名	使用量	料理名	食品名	使用量
ホワイトルウ	薄力粉/1等	4	ホワイトルウ	[うるち米製品]/米粉	4
	有塩バター	4		オリーブ油	4
	普通牛乳	40		豆乳/調製豆乳	40
エネルギー：		66 kcal	エネルギー：		66 kcal
たんぱく質：		1.7 g	たんぱく質：		1.2 g
脂　　質：		4.8 g	脂　　質：		4.5 g
食塩相当量：		0.1 g	食塩相当量：		0 g

の代替として，オリーブオイル，豆乳を使用し栄養価，仕上がりに差が出ないようにした。

①弱火でバターを加熱し小麦粉を振り入れ，じっくりと炒める。

②①がさらさらになったら，温めた牛乳を少しずつ加えだまにならないように混ぜながら仕上げる。

※対応食も同様の手順で調理する。

　この他にも表7－5の対応食（例）にあげたような食材を使用し，栄養価，見た目，仕上がりに差がないような代替食を提供することにより，食物アレルギーを有する児童生徒が楽しく給食を食べることができると考える。

第8章

事 業 所

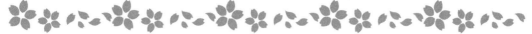

🏢 1 　事業所給食における食を取り巻く状況

　事業所給食では，栄養士・管理栄養士による栄養・食事管理のもと，企業や団体に勤務する18歳前後から65歳前後の特定多数の人を対象に食事を継続的に提供するとともに，食情報の発信や栄養指導を実施している。**福利厚生**の一環でオフィス，工場，研修所などの**社員食堂**（社食）において，**健康の保持・増進**や**生活習慣病予防・重症化予防**，さらに**労働意欲・能率の向上**などを目的としている。給食形態は定食方式が多いが，カフェテリア方式も増加している。また，**企業情報発信・社交・情報交換・リフレッシュの場**としての機能を併せもっている。社員食堂をもたない企業においては，**給食センター方式**による弁当形式もある。

　事業所給食を取り巻く環境は，時代・社会・働き方・経済状況に影響を受け日々変化している。また，企業，団体の規模や業種，運営方針により施設・設備や給食内容などに格差がみられる。

　直営は少数で，多くは給食専門会社へ**委託**されており，さらに受託会社間においても厳しい競争がある。また，社員は中食・外食・手作り弁当など自由意思での食事の選択が可能であるため，利用率の変動に伴うロス対策を要するなど，事業所給食は経営面では厳しい状態にある。このため，多様なニーズに合った適切な食事の提供とともに，コストパフォーマンスを考えたオペレーションシステム，カット野菜やフライ，だしなどの加工品や，**P.B食材**の導入などが必要となっている。

　さらに，勤務する人を対象とした**健康診断**および**特定保健指導**の実施の義務化（厚生労働省）や，**健康経営**の推進（経済産業省）など，従業員の健康増進のため様々な取り組みが行われている。また，スマートミールコンソーシアムによる**健康な食事・食環境**の認証制度も進んでいる。このように事業所給食を取り巻く状況は大きく変化しており，栄養士・管理栄養士は，PDCAサイクルを利用し，より適切な栄養・食事管理を行うことが今後ますます重要となっている。

🏢 2 　食事の提供および栄養管理に関する留意点

　事業所給食は，事業所の職員すべてが利用するとは限らないので，利用率を上げるような魅力ある食事内容やイベントなどが必要となる。

1）食事提供の条件

　①事業所の規模　　　提供食数と提供回数，稼働日数の把握，食堂の回転数
　　　　　　　　　　　食数は対象者の何割に相当するのか

②利用者の把握	年齢，性別，嗜好，身体活動レベル，身長，体重，BMI
	BMI18.5未満，25以上の人の割合，生活習慣病の人の割合など
③栄養条件	日本人の食事摂取基準に基づいた給与栄養目標量および食品構成表の作成
④供給方式	単一定食，複数定食，カフェテリア方式，バイキング方式，お弁当方式
	提供サービス（適時適温，下膳方法），提供時間，時間（休憩時間）内提供
	品目（よく売れるメニュー），販売価格（よく売れる価格）
⑤食材の調達	発注方法，保管方法，カット野菜の購入頻度，加工品の使用頻度，
	食材の制約（献立・発注・在庫管理の一元化），原産地表示
⑥食材料費の決定	食品単価表，1食に使える食材料費・事業所の補助の有無
⑦施設・設備	施設設備の設備・機械による生産能力，保有食器の種類
⑧調理従事者と技術	調理担当者の数，調理能力，技術，調理作業の標準化
⑨衛生管理	食品衛生上，発注から供食まで全過程での安全性の確認
⑩行事予定の把握	年間（創立記念など事業所独自の予定も含む），月間，週間

2）献立作成上の留意点

①食べる量や食品の種類，調理法，味付け，外観など偏りがないよう食事内容を検討する。

②生活習慣病対策（カロリーコントロール，塩分，脂質，貧血など）に配慮した献立とする。

③食育や健康増進等に直結する対象者にあった「栄養指導の媒体」となる献立を計画する。

④衛生面への配慮，アレルギー表示など，安全でおいしい献立にする。

⑤提供にかかる時間・食事摂取にかかる時間など時間を配慮した献立とする。

🏢 3　給与栄養目標量の設定

　事業所給食の給与栄養目標量の設定は，性・年齢階級・身体活動レベル別の人員構成表を作成の上，**日本人の食事摂取基準**（2020年版）を用いて行う。また，施設における提供方法別の給与栄養目標量を定め，単一定食では荷重（加重）平均値に近い値を設定し，複数献立では2種類設定予定の場合，誤差範囲が±200kcalとなるよう考慮する。カフェテリアの場合は，組み合わせ可能な料理を設定して個人に選択させる。1日の栄養配分比は施設によって異なり，1日の場合は朝（1）：昼（1.5）：夕（1.5），昼食1食の場合は1日の35％を目標とする。

　次に，給与栄養目標量に対するたんぱく質（P），脂質（F），炭水化物（C）その他栄養量の算出を行う。18〜69歳におけるエネルギーに対するP：F：C比率は，たんぱく質（P）13〜20％（16.5％），脂質（F）20〜30％（25％），炭水化物（C）50〜65％（57.5％）を目安とする。その他の栄養素については，対象者の集団によるが，不足するものあるいは過剰になるものの確率が低くなるような数値とする。表8−1に設定例を示した。

🏢 4　献　立　例

1）弁　当

　弁当は，弁当形式の施設や，社員食堂での日替わりやヘルシー弁当，行事用，会議用などの形で

表8-1　給与栄養目標量の設定（例示）

エネルギー	kcal	500	600	700	750	800	850	900
たんぱく質	(%エネルギー)	16.5%（13〜20）						
	g	21(17〜25)	25(20〜30)	29(23〜35)	31(20〜48)	33(26〜40)	35(28〜42)	37(29〜45)
脂質	(%エネルギー)	25%（20〜30）						
	g	14(12〜16)	17(14〜20)	19(16〜23)	21(17〜32)	22(18〜27)	24(19〜28)	25(20〜30)
炭水化物	(%エネルギー)	57.5%（50〜65）						
	g	72(63〜81)	86(75〜97)	101(88〜114)	108(94〜122)	115(100〜130)	122(107〜138)	129(113〜147)

利用されている。弁当の献立を立てる上では，価格，容器，運搬，衛生，適温給食などに特に留意する。弁当箱には，ご飯とおかずを別々に盛る２段式や，幕の内弁当やランチパックなどご飯とおかずを一緒に入れるものがある。コストパフォーマンス，持ち運びの利便性，重ねやすさなどの収納性，見栄えが良く食欲の増すようなデザイン・形状，仕切りの有無など料理の入れやすさ，洗いやすさ，使い捨てか否か，適当な容量であるかなどを考慮して選ぶ。

弁当を作るにあたってのポイントは，素材，詰め方，安全性の３つである。

（1）弁当の素材

①栄養のバランス（エネルギー，たんぱく質，脂質，炭水化物，食塩）や主食，主菜，副菜，デザートなどが整っていること。

②新鮮な食材，旬の食材を使用する。例：春は，春を告げる魚のさわら，野菜はたけのこや春キャベツ・菜の花・ブロッコリー，果物はいちごなどを使用する。

③食材の色（赤，黄，緑，茶，白，黒）をバランスよく配置する。

④調理法（切り方や大きさ，炊く，焼く，煮る，茹でる，蒸す，炒めるなど）を考える。

⑤味付けの変化（素材を活かした味，しょうゆ，みそ，塩，こしょうなど調味料を活かした味）や味が重ならないように配慮する。ごまや香味野菜を利用する。

（2）弁当の詰め方

幕の内弁当の場合は，弁当箱に料理を入れる際の場所を決めておく。色の配置を考慮して味が移らないように器を利用し，高さや余白を活かした盛り付けを心掛ける。一方，持ち運び弁当の場合は，運ぶ際に食材が偏らないよう，弁当箱全体に隙間なく詰めるようにする。銀カップなどを利用して味が混ざらないようにする。たれ容器，ランチピック，ばらんなども利用するとよい。

１段弁当の入れる順番は，まず副菜や果物を，次に主菜，最後にご飯を入れるのが基本となるが，容器によって入れ方や順番が異なる。ご飯を最後に入れるのは，副菜などを入れる際に，汁などが落ちる場合があるためと，より温かい状態でご飯の提供を行うためである。

（3）弁当の安全性

いたみがないようしっかり火を通す。塩分を控えめにする。水気をきちんと切る。汁気にはとろみを付け，あん状にする。和え物などは汁がこぼれないようにかつお節などに水分を含ませる。２段式の弁当ではご飯とおかずを別々に入れ，ご飯は温かいままで，おかずは冷まして入れる。１段の場合は，ご飯とおかずを冷まして入れる場合と，喫食がすぐの場合はご飯は温かく提供する場合が

ある。また，運搬の際は，断熱された物で保温・保冷し，衛生的に適温で配送することが必須となる。

（4）献立例：お花見弁当 ☞ P.125

2）定食　（単一献立方式，複数献立方式）

　定食には，単一定食や複数献立選択食などがある。単一定食の場合は，1種類のみである。複数献立の場合は，和食か洋食，主菜が肉か魚，ヘルシーランチなど選択の余地があり，利用者のニーズへの対応が可能となる。新鮮な食材，低エネルギーの食品，香辛料や香味野菜，酸味などを利用し，エネルギーコントロールしたものを提供している。

（1）献立例：チーズしそカツ定食 ☞ P.126

（2）献立例：魚おろし煮定食 ☞ P.127

3）カフェテリア方式，バイキング方式

　社食では近年，主食，主菜，副菜を複数準備し，利用者が自由に組み合わせて1食分をトレーに取っていくバイキング方式での提供も多くなっている。そのため，栄養バランスを考えたサンプルや栄養メモなどが必要となる。また，飽きがこないように旬の食材や各国の料理，行事食などテーマを設定したイベントを実施し，料理の説明など食環境にも配慮している。

（1）献立例：中華バイキング（麻婆なす） ☞ P.128

4）カレー

（1）献立例：カレーセット ☞ P.129

　カレーは，特に人気があり定食以外で毎日提供されているところが多い。豚・牛・鶏肉・シーフード・野菜類などの食材やその量，あるいはスパイス・隠し味の違いなど社食独自のカレーがあり，作り方に相違がある。その他，基本のカレーにとんかつ，季節の野菜をトッピングする方法や日替わり，季節限定メニューの提供などさまざまである。カレーライスのみでの提供が多いが，サラダや果物を付けてバランスを取ることも必要である。

　カレーは，いたみが早いので注意する。現在では，食品メーカーから様々な種類の業務用のカレールウやレトルトパウチがあり，利用されている。

5）丼　物

（1）献立例：牛丼 ☞ P.130

　丼物には，親子丼，カツ丼，牛丼など多くの種類があり，人気メニューの1つである。カレーと同様に毎日提供されている施設が多いが，種類が多いため日替わりや，種類を限定しての提供など，様々である。単品の他，うどんなどと一緒に喫食する人もいるため，野菜を1品付けるなどのアドバイスも必要である。

6）めん類

（1）献立例：素うどん ☞ P.130

　めん類の中でも，うどんは人気があり毎日提供されているところもある。素うどん，きつね，肉，天ぷら，ごぼう天など種類が多いため，日替わりなど提供方法が様々である。主菜や副菜などの一品料理を付けてバランスを取ることも必要である。うどんは，茹でめんや冷凍めんの利用が多く，つゆは，しょうゆメーカーのP.B食材（うどんの濃縮だし）を利用している場合もある。

お花見弁当

	料理名	食品名	使用量
主食	たけのこご飯	米/精白米 たけのこ/若茎/ゆで 油揚げ 食塩 清酒/上撰 うすくちしょうゆ 糸みつば/葉,生	80 g 25 g 12 g 0.1 g 2 g 6 g 6 g

		食品名	使用量
主菜	さわらの西京焼き	さわら/生(切り身) 米みそ/淡色辛みそ みりん風調味料 車糖/上白糖 ブロッコリー/花序,生	80 g 5 g 2 g 1 g 30 g
副菜1	春キャベツの甘酢和え	キャベツ/生 きゅうり/生 だいこん/根,皮つき,生 食塩 とうがらし/乾 車糖/上白糖 穀物酢 レモン/全果,生	30 g 10 g 10 g 0.2 g 0.01 g 2 g 2 g 5 g
副菜2	ひじきの炒め煮	ひじき/ほしひじき 若鶏/もも,皮つき,生 板こんにゃく/精粉こんにゃく にんじん/根,皮つき,生 しいたけ/乾	3 g 10 g 8 g 20 g 0.2 g

		食品名	使用量
副菜2		サフラワー油 かつお昆布だし 車糖/上白糖 こいくちしょうゆ	0.3 g 10 g 1 g 2 g
汁物	えのきとわかめのすまし汁	えのきたけ/生 カットわかめ かつお昆布だし うすくちしょうゆ 食塩 清酒/上撰	30 g 1.5 g 120 g 1.5 g 0.5 g 1 g
デザート	果物	バレンシアオレンジ/砂じょう,生	60 g

エネルギー： 597 kcal
たんぱく質： 32.3 g
脂質： 15.4 g
食塩相当量： 3.7 g

時間	主食 たけのこご飯	主菜 さわらの西京焼き	副菜1 キャベツの甘酢和え	副菜2 ひじきの炒め煮	汁物 すまし汁	デザート オレンジ	
9:00	米の計量 洗米	保存食	調味の計量 洗浄 次亜塩素酸ナトリウム5分	計量 ひじきを浸漬 乾しいたけを戻す	計量 昆布をつける	計量 洗浄 次亜塩素酸5分	下処理室 切込み 計量
9:30	加水・浸漬30分 材料の準備 たけのこを茹でる 油揚げに湯をかける	さわらの下処理 西京みそをつくる みそに漬ける 魚をならべる	だしを作る 流水で流す 唐辛子を水に浸け,切る キャベツ,だいこん	だしを作る にんじん,こんにゃく せん切り しいたけを切る 鶏肉を湯通し	えのきを切る 流水で洗う	流水で流す 切込み ①盛り付け 冷却	
10:00	たけのこを切る 油揚げを切る 調味料を計量 調味分量を減らす	ブロッコリーの洗浄,切る	材料の塩もみ 流水で流し,絞る 袋を用意 鍋に調味料を入れて温め熱い甘酢を回しかける	油で炒める 調味 煮る 冷却 鍋の昆布だしを釜に入れる			
10:30	調味料を加える 加熱・炊飯45分 蒸らし15分 みつばを茹でる 盛り付けの用意	スチコンコンビモード180℃8分 中心温度を測る	冷めたらいちょう切りのレモンを入れる 真空包装機に入れ圧縮する	②盛り付け	沸騰したら取り出す かつお節を入れる 火を止め鍋に移す えのきをだし汁で煮る		調理室 加熱調理 配膳台 盛り付け
11:00	⑤盛り付け	④盛り付け	③盛り付け		椀に盛る 調味 ⑥汁をつぐ		
11:45	盛り付け完了						
12:00							

	調理機器名	料理名
使用機器	スチームコンベクション	魚の西京焼き　ブロッコリー
	回転釜	油揚げに湯をかける → たけのこの下茹で → だしを作る
	ティルティングパン	ひじきの炒め煮
	ガスレンジ	乾しいたけを戻す　甘酢
	真空包装機	キャベツの甘酢和え

チーズしそカツ定食

	料理名	食品名	使用量
主食	ご飯	米/精白米/水稲	80 g
主菜	チーズしそカツ	ぶた/ロース/脂身つき,生	60 g
		プロセスチーズ	10 g
		しそ/葉,生	1 g
		食塩	0.2 g

区分	料理/品名	食品名	使用量
主菜		こしょう/混合,粉	0.07 g
		パン粉/乾燥	3 g
		パン粉/生	3 g
		薄力粉/1等	4 g
		鶏卵/全卵/生	7 g
		調合油	7 g
		キャベツ/生	35 g
		トマト/生	30 g
副菜1	温野菜	日本かぼちゃ/生	30 g
		にんじん/根,皮つき,生	10 g
		じゃがいも/皮つき,生	30 g
		赤ピーマン/生	8 g
		黄ピーマン/生	8 g
		ブロッコリー/花序,生	15 g
		食塩	0.3 g
		こしょう/混合,粉	0.05 g
副菜2	きゅうりとわかめの酢の物	きゅうり/生	40 g
		湯通し塩蔵わかめ/塩抜き	15 g

区分	料理/品名	食品名	使用量
副菜2		いわし/しらす干し/半乾燥品	3 g
		穀物酢	8 g
		食塩	0.2 g
		うすくちしょうゆ	2 g
		車糖/上白糖	2 g
汁物	豆腐とだいこんのみそ汁	絹ごし豆腐	15 g
		だいこん/根,皮つき,生	15 g
		こねぎ/葉,生	2 g
		麦みそ	10 g
		かつお昆布だし	150 g
デザート	果物	すいか/生	100 g

エネルギー：		722 kcal
たんぱく質：		28.5 g
脂　質：		24.4 g
食塩相当量：		3.1 g

時間	主食 ご飯	主菜 チーズしそカツ	副菜1 温野菜	副菜2 きゅうりとわかめの酢の物	汁物 みそ汁	デザート すいか	
9:00	米の計量 洗米	保存食 キャベツ,しそ,トマトの洗浄	計量 かぼちゃ,じゃがいもをさいの目切り	調味の計量 きゅうりの洗浄	計量	すいか	下処理室 切込み 計量
9:30	加水 浸漬30分	次亜塩素酸ナトリウム5分 流水で流す	にんじんを半月切り パプリカを色紙切り	次亜塩素酸ナトリウム5分 流水で流す	鍋に昆布をつける	洗浄 次亜塩素酸ナトリウム5分	
9:40		キャベツのせん切	ブロッコリーを一口大に切る	きゅうりを薄い輪切りにし,塩をして5分置き流水で流し絞る	だいこんを短冊に切る 豆腐をさいの目に切る	流水で流す 切込み	
10:00		流水につけ,水切り トマトはヘタを切る 盛り付け台を片付け,よく拭きアルコール消毒してラップを敷く	スチームコンベクションオーブンで蒸す 冷却		小ねぎを小口切り	①盛り付け 冷却	
10:15		肉を広げ,塩,こしょうをし,しそとチーズをのせ巻く。薄力粉と卵と水を混ぜてクレープ状にし,パン粉を付ける	ボウルに入れ味付け	わかめを2cmに切る	鍋の昆布だしを釜に入れる		
10:30	炊飯45分		②盛り付け	しらすは,炒める(または,熱湯をかけてから冷ます)	沸騰したら取り出すかつお節を入れ火を止め鍋に移す		調理室 加熱調理
10:45	蒸らし15分	油で揚げる 中心温度を測る 一口大に切る		ボウルに合わせ酢を作る 材料を加え混ぜる	豆腐は沸騰水に入れて温め,椀に盛るねぎも盛る だし汁にだいこんを入れ煮立ったらみそをとき入れる		
11:00		④盛り付け		③盛り付け			配膳台 盛り付け
	⑤盛り付け				⑥汁をつぐ		
11:45				盛り付け完了			
12:00							

使用機器	調理機器名	料理名
	スチームコンベクション	温野菜
	回転釜	みそ汁
	ティルティングパン	(揚げ物)チーズしそカツ
	ガスレンジ	

魚おろし煮定食

食品・使用量

区分	料理名	食品名	使用量
主食	ご飯	米/精白米/水稲	80 g
主菜	白身魚のおろし煮	たい/まだい/養殖,生	80 g
		こいくちしょうゆ	2 g
		清酒/上撰	2 g
		じゃがいもでん粉	4 g
主菜		調合油	8 g（10 %）
		だいこん/根,皮つき,生	40 g
		昆布だし	30 g
		こいくちしょうゆ	4.5 g
		みりん/本みりん	6 g
		清酒/上撰	5 g
	ししとうの素揚げ	ししとうがらし/生	10 g
		調合油	1 g（10 %）
副菜1	れんこんの梅肉和え	れんこん/根茎,生	35 g
		かつおだし	10 g
		穀物酢	1.5 g
		食塩	0.2 g
		梅干し/塩漬	3.3 g
		車糖/上白糖	0.5 g
		みりん/本みりん	1.5 g
副菜2	青菜とえのきの和え物	ほうれんそう/葉,生（冬採り）	70 g
		えのきたけ/生	15 g
副菜2		こいくちしょうゆ	4 g
		かつお昆布だし	0.5 g
		ゆず/果汁,生	2.6 g
汁物	豚汁	ぶた/ばら/脂身つき,生	15 g
		だいこん/根,皮つき,生	30 g
		にんじん/根,皮つき,生	20 g
		ごぼう/根,生	20 g
		こねぎ/葉,生	5 g
		かつお昆布だし	150 g
		米みそ/甘みそ	15 g
デザート	果物	りんご/皮つき,生	40 g

エネルギー	720 kcal
たんぱく質	30.5 g
脂質	23.4 g
食塩相当量	3.7 g

調理工程

時間	主食 ご飯	主菜 白身魚のおろし煮	副菜1 れんこんの梅肉和え	副菜2 青菜とえのきの和え物	汁物 豚汁	デザート りんご	
9:00	米の計量 洗米	保存食 昆布を水につける 魚を洗い，水気を取り，下味を付ける	計量 れんこんを洗う いちょう切り	調味の計量 えのきは切って水で洗う	計量 材料の洗浄 だいこん，にんじんをいちょう切り	りんご 洗浄	下処理室 切込み
9:30	加水		梅の種を取り刻む	青菜は3〜4cmに切り，葉と茎とに分けて3回以上洗う	次亜塩素酸ナトリウム5分		
9:40	浸漬30分	だいこんの洗浄 次亜塩素酸ナトリウム5分 流水で流す	調味料と合わせる 回転釜に湯を沸かしれんこんを茹でる 水を切り熱いうちに和える		ごぼうを斜め切り 小ねぎを小口切り	流水で流す 切り込み ①盛り付け	
10:00		だいこんをおろす	冷却	回転釜に湯を沸かしえのきを茹でる		冷却	
		昆布を火にかけ沸騰直前で取り出し調味料を合わせ煮る			小ねぎ1/2を椀に盛る		
10:15			②盛り付け	次に青菜の茎を入れ時間差で葉を入れる	ガスレンジ 鍋に湯を沸かし		
		ししとうがらしを素揚げする					
10:30	炊飯45分	魚の下味を付け片栗粉をまぶし，油で揚げる		氷水を用意し冷やす	ぶた肉をさっと茹であくを取りざるにあげる		調理室 加熱調理
10:45	蒸らし15分			ボウルに調味料を合わせ，冷ました材料を加え混ぜる	回転釜にぶた肉，だいこん，にんじん，ごぼうを入れ煮立ったらみそをとき入れる 小ねぎを1/2入れる		
		煮た調味液に通し皿に盛る		③盛り付け			
11:00		④盛り付け だいこんおろしをのせ調味液をかける					配膳台 盛り付け
	⑤盛り付け				⑥汁をつぐ		
11:45	盛り付け完了						
12:00							

使用機器

調理機器名	料理名
スチームコンベクション	
回転釜	れんこん ⇒ えのき ⇒ 青菜 ⇒ 豚汁
ティルティングパン	（揚げ物）白身魚のおろし煮
ガスレンジ	豚肉

バイキング（麻婆なす）

	料理名	食品名	使用量
主食	ご飯	米/精白米/水稲	90 g
主菜	麻婆なす	なす/生	70 g
		米みそ/赤色辛みそ	0.5 g
		ぶた/ひき肉/生	45 g
		にんにく/りん茎,生	2 g
		根深ねぎ/葉,軟白,生	12 g
		しょうが/根茎,生	1 g

		食品名	使用量
主菜		調合油	9.8 g
		こいくちしょうゆ	6 g
		顆粒中華だし	0.5 g
		車糖/上白糖	0.8 g
		豆板醤	0.3 g
		じゃがいもでん粉	2 g
副菜1	きのこの ソテー	しめじ/ぶなしめじ/生	50 g
		えのきたけ/生	10 g
		ひらたけ/エリンギ/生	5 g
		食塩	0.1 g
		こしょう/白, 粉	0.05 g
副菜2	春雨の 酢の物	はるさめ/普通/乾	7 g
		豚/ハム/ロース	10 g
		きゅうり/生	12 g
		穀物酢	8 g
		車糖/上白糖	2 g
		うすくちしょうゆ	2 g
副菜3	もやしと 青菜の ナムル	ブラックマッペもやし/生	50 g
		こまつな/葉, 生	10 g
		こいくちしょうゆ	4 g
		みりん風調味料	4 g
		ごま油	1 g

		食品名	使用量
汁物	かき玉 スープ	しいたけ/乾	1 g
		鶏卵/全卵/生	10 g
		さやえんどう/若ざ や, 生	5 g
		中華だし	130 g
		清酒/上撰	2 g
		食塩	0.6 g
		うすくちしょうゆ	1 g
		じゃがいもでん粉	1.3 g
デザート	杏仁豆腐	てんぐさ/角寒天	0.8 g
		水	40 g
		普通牛乳	40 g
		車糖/上白糖	10 g
	シロップ	車糖/上白糖	4 g
		水	13 g
		レモン/果汁, 生	1 g
		パインアップル/缶詰	20 g

エネルギー	：	753 kcal
たんぱく質	：	30.6 g
脂　　質	：	23.7 g
食塩相当量	：	3.5 g

時間	主食 ご飯	主菜 麻婆なす	副菜1 きのこのソテー	副菜2 春雨の酢の物	副菜3 もやしと青菜のナムル	汁物 かき玉汁	デザート 杏仁豆腐
9:00	米の計量 洗米	保存食 調味料の計量 なすは乱切りし, 水につけあく抜き する	計量 しめじは切って洗う えのきは石づきを 切り, ほぐす	調味の計量 きゅうりの洗浄	計量 材料の洗浄 こまつなを3～4 cmに切る	計量 乾しいたけをつける 卵を洗浄	計量 寒天を水に漬ける 缶詰を洗う
9:30	加水 浸漬30分	水気を切る	エリンギは短冊に 切る	次亜塩素酸ナトリ ウム5分	茎と葉を分ける	次亜塩素酸ナトリ ウム5分	寒天をちぎる 寒天を水に入れ火 にかけ溶かす
9:40		にんにく, ねぎ, しょうがをみじん 切り サッと洗い, 回転 釜で炒める		流水で流す きゅうりのせん切 り	もやしはスチーム コンベクション オーブンで蒸す	流水で流す 卵を割る	牛乳は温めておく 寒天水に牛乳を カップに流し入れ 冷やし固める
10:00		なすを素揚げする	しんなりしたら味 を付ける	ロースハムせん切 り 茹でて冷やす	ブラストチラーで 冷まし, 絞る	ほぐす 冷却 さやえんどうを茹 で3cmの斜め切り	
10:15		鶏ガラだし, こい くちしょうゆを合 わせる	①盛り付け	春雨は茹で, 水洗 い後, 適当な長さ に切る	こまつなは回転釜 で茹でる	水を沸騰させ中華 だしを溶く	
10:30	炊飯45分	回転釜でにんにく, ねぎ,しょうが, 豚 のひき肉を炒める			沸騰水に茎をいれ 時間差で葉を入れ る 氷水を用意し,冷 やす	しいたけの戻し汁を 加え調味し, 水溶き 片栗粉を入れる	ひし形に切る
10:45	蒸らし15分	湯を入れる 調味をしてなすを入 れ, 水溶き片栗粉を 入れてとろみが付い たら皿に盛る		調味料を合わせて 材料を和える	しっかり絞る もやしとこまつな に調味料で味を付 ける	沸騰したら, 卵を 入れかき混ぜる 味見する	パインアップル缶 詰を開けて切る
11:00	⑥盛り付け	⑤盛り付け		②盛り付け	③盛り付け 茹でたえんどう豆 をのせる	⑦汁をつぐ	④盛り付け
11:45				盛り付け完了			
12:00							

使用機器	調理機器名	料理名
	スチームコンベクション	もやしを蒸す
	回転釜	春雨を茹でる ⇒ 青菜を茹でる ⇒ 麻婆なす ⇒ かき玉汁
	ティルティングパン	きのこのソテー ⇒ なすの素揚げ
	ガスレンジ	ハムを茹でる ⇒ さやえんどうを茹でる⇒杏仁豆腐

カレーセット（夏）

主食＋主菜

	料理名	食品名	使用量
主食＋主菜	カレーライス	米/精白米/水稲	100 g
		水	130 g
		乳牛/かた/皮下脂肪なし,生	60 g

	食品名	使用量
主食＋主菜	にんじん/根,皮つき,生	30 g
	たまねぎ/りん茎,生	30 g
	じゃがいも/皮つき,生	50 g
	しょうが/根茎,生	2 g
	にんにく/りん茎,生	2 g
	調合油	5 g
	固形コンソメ	1 g
	水	200 g
	食塩	2 g
	こしょう/黒,粉	0.05 g
	ぶどう酒/赤	5 g
	トマト加工品/ピューレー	4 g
	りんご/皮つき,生	5 g
カレールー	こいくちしょうゆ	0.1 g
	ウスターソース	1 g
	薄力粉/1等(事前に炒る)	7 g
	カレー粉	2 g

	料理名	食品名	使用量
主食＋主菜	夏野菜の素揚げ	だいこん/福神漬	10 g
		らっきょう/甘酢漬	10 g
		なす/生	16 g
		れんこん/根茎,ゆで	10 g
		西洋かぼちゃ/生	20 g
		調合油	4.6 g
副菜1	サラダ	キャベツ/生	40 g
		きゅうり/生	25 g
		トマト/ミニトマト/生	30 g
		フレンチドレッシング	10 g
デザート	果物	すいか/生	100 g

エネルギー ：	823 kcal
たんぱく質 ：	22.2 g
脂質 ：	23.4 g
食塩相当量 ：	3.9 g

作業工程

時間	主食 ご飯	主菜 カレー	主菜 漬物	主菜 夏野菜の素揚げ	副菜1 サラダ	デザート すいか	
↓	米の計量 洗米	保存食 牛肉に下味を付ける 野菜の洗浄 野菜の切裁 調味料の準備 ルーを作る スープを作る 回転釜にサラダ油を熱し,にんにく,しょうが,牛肉を炒める	計量 福神漬 らっきょう	計量・保存 れんこん,かぼちゃ,なすの洗浄 野菜の切裁	計量・保存 キャベツ,きゅうり, トマトの洗浄 次亜塩素酸ナトリウム5分 流水で流す キャベツのせん切り	計量 すいか 洗浄 次亜塩素酸ナトリウム5分 流水で流す 切込み ①盛り付け	下処理室 切込み
	加水 浸漬30分	たまねぎを炒める 野菜を入れてスープを加えて煮る にんじん,じゃがいもをスチームコンベクションで蒸す		油の用意 素揚げする	キャベツのせん切り トマトのヘタを切る きゅうりの斜め切り ②盛り付け 冷却	冷却	
	炊飯45分 蒸らし15分	カレールーを加える 調味する 煮込む にんじん,じゃがいもを加える					調理室 加熱調理
	③盛り付け	⑤盛り付け	⑥盛り付け	④盛り付け			配膳台 盛り付け
	盛り付け						

使用機器

	調理機器名	料理名
使用機器	スチームコンベクション	じゃがいも,にんじんを蒸す
	回転釜	カレー
	ティルティングパン	
	ガスレンジ	スープを作る

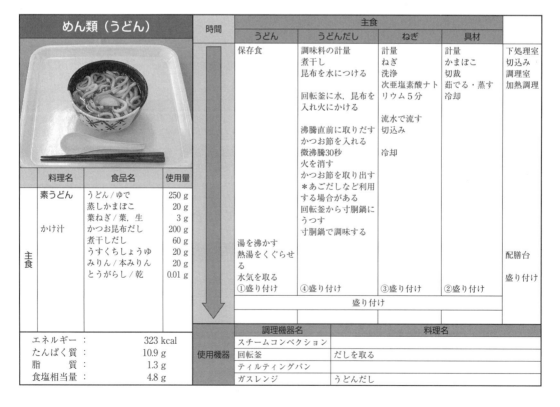

丼物（牛丼）

	料理名	食品名	使用量
主食+主菜	牛丼	米/精白米	100 g
		乳牛/かた/脂身つき,生	60 g
		たまねぎ/りん茎,生	25 g
		根深ねぎ/葉,軟白,生	5 g
		こんにゃく/しらたき	60 g
	かけ汁	ごぼう/根,生	10 g
		かつおだし	70 g
		こいくちしょうゆ	12 g
		みりん/本みりん	3 g
		清酒/上撰	5 g
		車糖/上白糖	5 g
副菜	漬物	はくさい/塩漬	30 g

エネルギー	：	548 kcal
たんぱく質	：	18.5 g
脂質	：	12.8 g
食塩相当量	：	1.9 g

時間	主食/主菜		副菜	
	牛丼		漬物	
	米の計量	保存食	計量	下処理室
	洗米	牛肉		切込み
		たまねぎを薄切り	白菜塩漬け	
	加水	長ねぎを斜め切り		
	浸漬 30分	しらたきを5cmの長さに切る		
		ごぼうをささがきに切る		
		調味料の準備		
		牛肉を軽く下茹でした後，ざるにあげる		調理室
		別鍋でしらたきも下茹でする		加熱調理
		大鍋に調味料を入れ，沸騰したら肉を入れあくを取り，ごぼう，たまねぎ，しらたきを入れて煮詰める		
	炊飯 45分			
	蒸らし 15分	長ねぎをだしで煮る		配膳台
				盛り付け
	①盛り付け	②盛り付け	③盛り付け	
	盛り付け			

使用機器	調理機器名	料理名
	スチームコンベクション	
	回転釜	
	ティルティングパン	
	ガスレンジ	牛丼の具

めん類（うどん）

	料理名	食品名	使用量
主食	素うどん	うどん/ゆで	250 g
		蒸しかまぼこ	20 g
		葉ねぎ/葉,生	3 g
	かけ汁	かつお昆布だし	200 g
		煮干しだし	60 g
		うすくちしょうゆ	20 g
		みりん/本みりん	20 g
		とうがらし/乾	0.01 g

エネルギー	：	323 kcal
たんぱく質	：	10.9 g
脂質	：	1.3 g
食塩相当量	：	4.8 g

時間	主食				
	うどん	うどんだし	ねぎ	具材	
	保存食	調味料の計量	計量	計量	下処理室
		煮干し	ねぎ	かまぼこ	切込み
		昆布を水につける	洗浄	切裁	調理室
			次亜塩素酸ナトリウム5分	茹でる・蒸す	加熱調理
		回転釜に水，昆布を入れ火にかける		冷却	
			流水で流す		
		沸騰直前に取りだす	切込み		
		かつお節を入れる	冷却		
		微沸騰30秒			
		火を消す			
		かつお節を取り出す			
		*あごだしなど利用する場合がある			
		回転釜から寸胴鍋にうつす			
	湯を沸かす	寸胴鍋で調味する			配膳台
	熱湯をくぐらせる				
	水気を取る				盛り付け
	①盛り付け	④盛り付け	③盛り付け	②盛り付け	
	盛り付け				

使用機器	調理機器名	料理名
	スチームコンベクション	
	回転釜	だしを取る
	ティルティングパン	
	ガスレンジ	うどんだし

●引用・参考文献

第1章

赤羽正之　他：給食施設のための献立作成マニュアル（第8版），医歯薬出版，2015

観光庁観光産業課：多様な食文化・食習慣を有する外国人客への対応マニュアル，2009

熊倉功夫：日本料理の歴史，吉川弘文館，2007

坂本廣子：子供とマスターする特別な日の料理，合同出版，2007

鈴木久乃　他：給食用語辞典，第一出版，2006，p.64

鈴木久乃・太田和枝・定司哲夫（編著）：給食マネジメント論（第8版），第一出版，2014

世界宗教情勢，Pew Research Center，2012

高橋敦子：日本の四季ごちそう歴　伝えたい旬菜と行事食，女子栄養大学出版部，2011

富岡和夫・冨田教代（編著）：エッセンシャル給食経営管理論　給食のトータルマネジメント（第3版），医歯薬出版，2013

日本ハラール協会ホームページ　http://www.jhalal.com/

ひろさちや：世界の宗教がわかる本　成り立ち，儀式からタブーまで，PHP研究所，2003

藤原正嘉・河原和枝（編）：栄養科学シリーズ　NEXT献立作成の基本と実践，講談社サイエンティフィク，2014

松本仲子（監）：調理のためのベーシックデータ（第5版），女子栄養大学出版部，2019

宮崎正勝：知っておきたい「食」の日本史，角川ソフィア文庫，2009

宮澤節子・松井元子（編著）：カレント給食経営管理論，建帛社，2014

山崎清子　他：新版調理と理論，同文書院，2006，p.25

第2章

赤羽正之　他：給食施設のための献立作成マニュアル（第8版），医歯薬出版，2015

芦川修貮・古畑公（編集）：栄養士のための給食実務論（第3版），学建書院，2005

石田裕美・冨田教代（編）：給食経営管理論　給食の運営から給食経営管理への展開，医歯薬出版，2013

君羅満・岩井達・松崎政三（編著）：Nブックス給食経営管理論（第4版），建帛社，2012

木村友子・井上明美・宮澤節子（編著）：三訂楽しく学ぶ給食経営管理論（第2版），建帛社，2001

島田淳子・田村孝志・佐合井治美　他：給食計画論　大量調理施設で役立つ基礎，化学同人，2010

鈴木久乃　他：給食用語辞典，第一出版，2006

鈴木久乃・君羅満・石田裕美（編集）：健康・栄養科学シリーズ給食経営管理論（改訂第2版），南江堂，2007

鈴木久乃・太田和枝・定司哲夫（編著）：給食マネジメント論，第一出版，2009

殿塚婦美子（編）：改訂新版大量調理―品質管理と調理の実際―，学建書院，2006

富岡和夫（編著）：エッセンシャル給食経営管理論（第2版），医歯薬出版，2007

日本給食経営管理学会（監）：給食経営管理用語辞典，第一出版，2011

韓順子・大中佳子：サクセス管理栄養士講座12，給食経営管理論，第一出版，2010

伊藤貞嘉・佐々木敏（監）：日本人の食事摂取基準（2020年版），厚生労働省策定，第一出版，2020

宮澤節子・松井元子（編著）：カレント給食経営管理論（第2版），建帛社，2014

三好恵子・山部秀子・平澤マキ（編著）：給食経営管理論，第一出版，2014

第3章

井川聡子・松月弘恵（編著）：栄養管理と生命科学シリーズ　給食経営と管理の科学―記述式ノートつき―，理工図書，2011

石井淳蔵・栗木契・嶋口充輝・余田拓郎：ゼミナールマーケティング入門，日本経済新聞社，2004

伊藤達夫：「これだけSWOT分析」一歩先を行くリーダーの行動を加速するフレームワーク，すばる舎，2013

大阪市立大学商学部（編）：ビジネス・エッセンシャルズ①経営，有斐閣，2003

Craig S.Fleisher・Babette E.Bensoussan（著）菅澤喜男（監訳）：戦略と競争分析―ビジネスの競争分析方法とテクニック，コロナ社，2005

James C.Abegglen・ボストンコンサルティンググループ（編著）：ポートフォリオ戦略―再成長への挑戦，プレジデント社，1977

引用・参考文献

実践給食実務研究会（編）：給食実務必携，第一出版，2013

嶋田利広・坂本力・尾崎竜彦：SWOT分析による経営改善計画書作成マニュアル　実現可能性の高い「抜本対策」からロードマップ，アクションプランまで，マネジメント社，2011

清水孝：原価計算，税務経理協会，2012

清水均：ホスピタリティコーチング，日経BP出版センター，2004

鈴木久乃・太田和枝・定司哲夫：給食マネジメント論（第8版），第一出版，2014

富岡和夫（編著）：給食経営管理実務ガイドブック，同文書院，2010

富岡和夫・冨田教代（編）：エッセンシャル給食経営管理論—給食のトータルマネジメント（第3版），医歯薬出版，2015

日本給食経営管理学会（監）：給食経営管理用語辞典，第一出版，2011

藤原政嘉・田中俊治・赤羽正：給食経営管理実習ワークブック（第2版），みらい，2013

藤原政嘉・田中俊治・赤羽正：新・実践　給食経営管理論（第3版），みらい，2014

北条恒一：図解　損益分岐点がよくわかる本，PHP研究所，2003

松月弘恵・韓順子・亀山良子：トレーニーガイド PDCAによる給食マネジメント実習，医歯薬出版，2011

三好恵子・山部秀子・平澤マキ（編著）：給食経営管理論，第一出版，2014

山口和子（編著）：給食管理演習・実習，樹村房，1995

第4章

佐藤和人，本間健，小松龍史（編）：エッセンシャル臨床栄養学（第7版），医歯薬出版，2013，p.397-399

日本動脈硬化学会（編）：動脈硬化性疾患予防ガイドライン2017年版，2017

病院及び介護保険施設における栄養管理指針，大阪市ホームページより http://www.city.osaka.lg.jp/kenko/cmsfiles/contents/．．．/b-1.pdf（2015年8月21日現在）

前崎繁文：内科学第九版Ⅰ，朝倉書店，2010，p.150-153

第5章

栢下淳：嚥下食ピラミッドによるペースト・ムース食レシピ230，医歯薬出版，2013

食事摂取基準の実践・運用を考える会（編）：日本人の食事摂取基準（2020年版）実践・運用　特定給食施設等における栄養・食事管理，第一出版，2020

日本糖尿病学会（編著）：糖尿病食事療法のための食品交換表（第7版），文光堂，2013

伊藤貞嘉・佐々木敏（監）：日本人の食事摂取基準（2020年版），厚生労働省策定，第一出版，2020

第6章

赤羽正之　他：給食施設のための献立作成マニュアル（第8版），医歯薬出版，2015

東愛子・原田まつ子・牧野登志子・白尾美佳（編）：応用栄養学実習（第3版）ライフステージ別の栄養管理，講談社サイエンティフィク，2015

石川県健康福祉部少子化対策監室：石川県「保育所給食ガイドライン」，2010

石田裕美・冨田教代（編）：給食経営管理論　給食の運営から給食経営管理への展開，医歯薬出版，2013

給食管理研究会（編）：六訂給食管理実習・校外編，建帛社，2015

厚生労働省：児童福祉施設における「食事摂取基準」を活用した食事計画について，子母発0331第1号，厚生労働省子ども家庭局母子保健課長通知，2020

厚生労働省雇用均等・児童家庭局母子保健課：児童福祉施設における食事の提供ガイド—児童福祉施設における食事の提供及び栄養管理に関する研究会報告書—，2010

厚生労働省：保育所における食事の提供ガイドライン，2012

厚生労働省：授乳・離乳の支援ガイド，2019

島田淳子・田村孝志・佐合井治美・田中浩子・内田眞理子：給食計画論　大量調理施設で役立つ基礎，化学同人，2010

食事摂取基準の実践・運用を考える会（編）：日本人の食事摂取基準（2020年版）の実践・運用　特定給食施設等における栄養・食事管理，第一出版，2020

奈良県健康福祉部こども家庭局こども家庭課：保育所給食の手引き，2010

西宮市こども支援局保育所事業課：児童福祉施設給食の手引き平成30年改定，2018

第7章

文部科学省：食に関する指導の手引き―第二次改訂版―，文部科学省，2019

文部科学省：学校給食摂取基準の策定について（報告），学校給食における児童生徒の食事摂取基準策定に関する調査研究協力者会議，2021

文部科学省：学校給食実施基準の一部改正について，2文科初第1684号，文部科学省初等中等教育局健康教育・食育課通知，2021

公益財団法人日本学校保健会：学校生活管理指導表（アレルギー疾患用），2018

公益財団法人日本学校保健会：学校のアレルギー疾患に対する取り組みガイドライン，2018

文部科学省：学校給食における食物アレルギー対応指針，2015

文部科学省：学校給食衛生管理基準，2009

文部科学省：学校給食摂取基準，2021

文部科学省：学校給食調理従事者研修マニュアル，2012

第8章

井上浩一：「現場に生かす日本人の食事摂取基準（2015年版）」事業所での実践のあり方，日本栄養士会雑誌，2015Vol.58(8)，p.19

伊藤和枝　他編著：New給食管理，医歯薬出版，2012

小川宣子（編者）：基礎調理実習　食品・栄養・大量調理へのアプローチ，化学同人，2007

GakkenMook　ニッポンの社員食堂，学研パブリッシング，2013

株式会社タニタ：体脂肪計タニタの社員食堂500kcalのまんぷく定食，大和書房，2010

キラジェンヌ（編）：日本マイクロソフトの社員食堂　野菜たっぷり！デリレシピ63，2012

主婦の友（編）：再春館製薬所　ニッポンいちの社員食堂，主婦の友，2011

食事摂取基準の実践・運用を考える会（編）：日本人の食事摂取基準（2020年版）実践・運用　特定給食施設等における栄養・食事管理，第一出版，2020

鈴木久乃・殿塚婦美子（編著）：栄養・食事管理のための　改訂施設別給食献立集，建帛社，2012

田中美和子（監）：女子栄養大学の低カロリー満腹ごはん，主婦の友，2012

TABLE FOR TWO（編著）：世界をつなぐあこがれ企業の社員食堂レシピ，東洋経済新報社，2011

殿塚婦美子（編）：改訂新版大量調理―品質管理と調理の実際―，学建書院，2014

殿塚婦美子・橋本高子（編著）：給食管理実習―校内編，建帛社，1998

殿塚婦美子・山本五十六：イラストでみるはじめての大量調理，学建書院，2014

富岡和夫（編著）：給食の運営　給食計画・実務論（第5版），医歯薬出版，2015

藤原政嘉・田中俊治・赤尾正（編）：給食経営管理実習ワークブック第2版，みらい，2015

伊藤貞嘉・佐々木敏（監）：日本人の食事摂取基準（2020年版），厚生労働省策定，第一出版，2020

宮下朋子（編著）：新調理学実習，同文書院，2011

ロート製薬株式会社（監）：ロート製薬のスマートごはん，世界文化社，2012

さくいん

〔編著者〕　　　　　　　　　　　　　　　　　　　　　　　〔執筆分担〕

上地加容子　　畿央大学健康科学部教授　　　　　　　　第1章2, 3 1), 2), 5), 6)

片山　直美　　名古屋女子大学健康科学部教授　　　　　第1章1, 第2章1, 第3章5

〔執筆者〕（五十音順）

石川　英子　　羽衣国際大学人間生活学部教授　　　　　第4章

桑島　千栄　　京都光華女子大学健康科学部准教授　　　第1章3 7)～13)

島村　知歩　　奈良佐保短期大学生活未来科教授　　　　第6章

玉井　典子　　畿央大学健康科学部講師　　　　　　　　第7章

成瀬　祐子　　松本大学人間健康学部専任講師　　　　　第2章3, 4

福本　恭子　　兵庫大学健康科学部准教授　　　　　　　第3章1～4

松藤　泰代　　元純真短期大学　　　　　　　　　　　　第1章3 3), 4), 第8章

南　　亜紀　　修文大学健康栄養学部講師　　　　　　　第2章2

山下三香子　　鹿児島県立短期大学生活科学科准教授　　第5章

改訂 給食のための基礎からの献立作成
　　　　—大量調理の基本から評価まで—

2016年（平成28年）　5月20日　初 版 発 行～第6刷
2021年（令和3年）　3月30日　改訂版発行
2023年（令和5年）11月20日　改訂版第4刷発行

編著者　　上 地　加容子
　　　　　片 山　直 美

発行者　　筑 紫　和 男

発行所　　株式会社 建 帛 社
　　　　　　　　　　KENPAKUSHA

〒112-0011　東京都文京区千石4丁目2番15号
　　　　　　TEL（03）3944 - 2611
　　　　　　FAX（03）3946 - 4377
　　　　　　https://www.kenpakusha.co.jp/

ISBN 978-4-7679-0700-0　C3077　　　　　　中和印刷／常川製本
© 上地加容子，片山直美ほか，2016, 2021.　　Printed in Japan
（定価はカバーに表示してあります。）

食品の常用量（1）

分類	食材	めやす量	重量（g）
穀類	米	茶碗1杯	60～80
	食パン	6枚切1枚	60
	ロールパン	1個	30
	ゆでうどん	1人分	200
	干しうどん	1人分	100
	そうめん	1人分	50
	スパゲティ	1人分	80～100
	マカロニ	グラタン1人分	50
		サラダ1人分	10
		つけ合わせ1人分	10～30
	春巻の皮	1枚	15
	餃子の皮	1枚	5
	しゅうまいの皮	1枚	3
	ふ	汁物1人分	1～2
いも類	じゃがいも	サラダ1人分	30～60
	はるさめ	汁物1人分	3～5
		サラダ1人分	5～10
	片栗粉	主菜	水分の3～6%
		汁物1人分	だし汁の1～1.5%
	こんにゃく	1枚	200
豆類	豆腐	汁物1人分	20～40
		白和え1人分	50～70
		みそ汁1人分	3～5
	油揚げ	1枚	3～5
	高野豆腐	1個	17～20
	おから	炒り煮1人分	30～40
	大豆（茹で）	煮豆1人分	30
肉類	ウインナー	1本	10～30
	ロースハム	1枚	5～20
	ベーコン	1枚	20
	うす切り肉	1枚	20
	ささ身	1本	25～45
	鶏肉もも（骨付き）	1本	30
	鶏肉胸	1枚	200～250
魚介類	ちりめんじゃこ	酢の物	2～3
	あじ開き	1枚	40～60
	あさり（殻つき）	汁物1人分	30～40

分類	食材	めやす量	重量（g）
魚介類	いわし	1尾	30～60
	たこ	酢の物	10～30
	えび	1尾	10～20
	ししゃも	1尾	20～25
	たらこ	1腹	45～80
	かまぼこ	汁物1人分	10
	かにかまぼこ	1本	20
	ちくわ	1本	30～90
	さつま揚げ	1枚	30～60
	はんぺん	1枚	100
	かつおお節	みそ汁1人分	1.5～3
	かつおお節	小袋1パック	3
	昆布	みそ汁1人分	1.5～3
卵類	うずら卵	中1個	10～15
	鶏卵	M1個	50
		L1個	60
		卵黄 M1個	17
		卵白 M1個	33
乳製品類	スキムミルク	小さじ1	2
	チーズ	スライスチーズ1枚	18
		6Pチーズ1個	25～30
	ヨーグルト	1個	70～100
	バター	1本	200
野菜類	青じそ	1枚	1
	青ねぎ	汁物1人分	2～3
	アスパラガス	1本	20～30
	えんどう	卵とじ1人分	30～40
	かいわれ	1パック	100
	かぶ	煮物1人分	60～80
	かぼちゃ	煮物1人分	70～100
	カリフラワー	つけ合わせ1人分	20～30
	きぬさや	2枚	5
	キャベツ	千切りキャベツ	10～30
	きゅうり	1本	100
	（冷）グリンピース	1袋	500
	こまつな	お浸し1人分	60～80